Sitzungsberichte
der Akademie der Wissenschaften
der DDR
Mathematik – Naturwissenschaften – Technik

9N

1983

Pränatale Diagnostik genetisch bedingter Leiden

Helmut Kraatz zum 80. Geburtstag

AKADEMIE-VERLAG · BERLIN

Sitzungsberichte
der Akademie der Wissenschaften
der DDR
Mathematik–Naturwissenschaften–Technik

Jahrgang 1983 · Nr. 9/N

Pränatale Diagnostik genetisch bedingter Leiden

Helmut Kraatz zum 80. Geburtstag

AKADEMIE-VERLAG · BERLIN
1984

Festkolloquium aus Anlaß des 80. Geburtstages
von Helmut Kraatz, Ordentliches Mitglied der
Akademie der Wissenschaften der DDR, am 16. 9. 1982,
veranstaltet von der Klasse Medizin der AdW der DDR
und der Gesellschaft für Geburtshilfe und Gynäkologie
der Hauptstadt der DDR Berlin sowie der Bezirke
Potsdam und Frankfurt/Oder

Herausgegeben im Auftrage
des Präsidenten der Akademie
der Wissenschaften der DDR
von Vizepräsident Prof. Dr. Heinrich Scheel

ISSN 0138–3956
Erschienen im Akademie-Verlag, DDR-1086 Berlin, Leipziger Str. 3–4

Lizenznummer: 202 · 100/40/84
Printed in the German Democratic Republic
Gesamtherstellung: VEB Druckhaus Köthen
LSV 2145
Bestellnummer: 763 315 5 (2010/83/9/N)
00450

Inhalt

Rudolf Baumann

Laudatio

Sehr verehrter, lieber Herr Kraatz!
Sehr verehrter Herr Präsident,
sehr verehrte Damen und Herren!

Wir freuen uns sehr, unseren Jubilar, der vor einigen Wochen, wie Sie ja alle wissen, seinen 80. Geburtstag feierte, heute anläßlich der Festsitzung der Klasse Medizin der Akademie der Wissenschaften der DDR, die wir gemeinsam mit der Berliner Gesellschaft für Geburtshilfe und Gynäkologie veranstalten, unter uns zu sehen.

Uns allen ist es ein aufrichtiges Bedürfnis, Ihnen diese wissenschaftliche Veranstaltung in Würdigung Ihres Schaffens und Verehrung Ihrer Persönlichkeit zu widmen.

Seit 25 Jahren sind Sie, sehr verehrter Herr Kraatz, Ordentliches Mitglied der AdW und waren von 1962 bis 1975 – mit Ausnahme der Zeit, in der Sie die Problemgebundene Klasse Immunbiologie leiteten – Vorsitzender unserer Klasse Medizin. Diese Aufgabe haben Sie, wie es Ihrer Persönlichkeitsstruktur entspricht, mit großem Einsatz und hohem Niveau ausgeübt. Die Mitglieder der Klasse Medizin haben Ihr Engagement, Ihr breitgefächertes Wissen auf den verschiedenen Gebieten der medizinischen Forschung stets als Anregung und Verpflichtung zur Zusammenarbeit im Rahmen der uns gestellten Aufgaben empfunden.

Mit Einfühlungsvermögen, Klugheit und Takt haben Sie manche schwierige Situation, die die Entfaltung unseres wissenschaftlichen Lebens mit sich brachte, gemeistert, und wir fühlen uns Ihnen deshalb sehr zu Dank verpflichtet.

Gestatten Sie mir nun, lieber Herr Kraatz, eine, natürlich nur skizzenhaft mögliche Übersicht von ihrem Leben als Arzt und Forscher zu geben.

Am 6. 8. 1902 in Wittenberg geboren, führte Sie der Weg nach dem Medizinstudium in Berlin, Halle und Heidelberg bald an die Frauenklinik der Humboldt-Universität zu Ihrem hervorragenden Lehrer Walter Stoeckel, dessen Schule Sie nach kurzem Aufenthalt als Ordinarius in Halle von 1949 bis 1951 – nach Berlin zurückgekehrt – während Ihres Direktorates der Frauenklinik der Charité von 1951 bis 1970 weitergeführt und gemäß ihren

Vorstellungen geprägt haben. Der Tradition Stoeckels folgend, galt Ihre klinische und wissenschaftliche Zuwendung vorwiegend der operativen Gynäkologie, obwohl Sie natürlich auch der Geburtshilfe große Aufmerksamkeit widmeten. Sie haben einmal dargelegt, daß der Gynäkologe Ernst Bumm Ihr großes Interesse an der Gynäkologie durch seine geniale Persönlichkeit zu wecken vermochte. Nach dem zweiten Weltkrieg gelang es Ihnen durch Ihren unermüdlichen Einsatz, die Frauenklinik der Charité wieder zu einem Forum der Wissenschaft und der Ausbildung einer jungen Ärztegeneration mit hohem ethischem Niveau entstehen zu lassen und somit die psychische und materielle Katastrophe der Zeit von 1933 bis 1945 überwinden zu helfen. Sie haben stets danach getrachtet, die Integration Ihres Faches nicht durch die unaufhaltsame Spezialisierung und Subspezialisierung zu vernachlässigen. So haben Sie sich nicht nur operativen Fragen auf gynäkologischem Gebiet, wie z. B. der Vervollkommnung der vaginalen Operationen, neuen Methoden urologischer Operationen zur Behebung der Harninkontinenz der Frau zugewandt, sondern sich auch besonders den Problemen der Endokrinologie gewidmet. Hierbei interessierten Sie sich besonders für die Beseitigung endokrin bedingter Fehlsteuerungen bei Hermaphroditen und Pseudohermaphroditen. In der Geburtshilfe befaßten Sie sich u. a. auch mit Fragen der Bedeutung der Rhesusfaktoren und ihrer rechtzeitigen Erkennung, um durch Austauschtransfusionen, die für das Kind verhängnisvollen Defekte im Enzymsystem der Mutter zu verhindern. Ihr weiteres Interesse galt Problemen der Sterilität der Frau und ihrer Beseitigung, ferner Fragen der künstlichen Befruchtung und auch den ethischen und psychologischen Probleme der heterogenen Insemination, die Sie ja ablehnten. Ebenso wandten Sie sich der Indikation zur programmierten Geburt zu. Auch die Aspekte von Organ- und Herztransplantationen haben Sie aus wissenschaftlicher, juristischer und ethischer Sicht beschäftigt. So hat unter Ihrem Vorsitz die Klasse Medizin der Akademie der Wissenschaften 1974 vor den Herztransplantationen im derzeitigen Stadium der Forschung gewarnt. Die Ambivalenz dieses Vorgehens und die ethische Konfliktsituation des Arztes betrafen nicht nur das technisch-methodische Vorgehen und die umstrittenen Dauerresultate, sondern die Problematik der Feststellung des Todes, des Zeitpunktes der Entnahme eines Herzens, der Zustimmung der Angehörigen usw. Deshalb empfahl die Klasse Medizin, sich zunächst auf die Entwicklung und Konstruktion eines künstlichen Herzens zu orientieren.

Sie haben sich, sehr verehrter Herr Kraatz, natürlich auch entsprechend Ihres gesellschaftlichen Engagements mit Fragen der modernen Medizin befaßt, die Sie unter sozialistischen Bedingungen vorwiegend als ein verstärktes Hinwenden der Medizin zur Prophylaxe betrachteten, im weitesten Sinne also auf das aktive Gestalten einer gesunden Lebensführung und Umwelt. Besondere Aufmerksamkeit galt bei der Erziehung des studentischen Nachwuchses und der Ärzte nicht nur der ärztlichen Pflichterfüllung an sich, sondern auch der konsequenten Pflege des Arzt–Patienten–Verhältnisses. In diesem Zusammenhang muß ich Ihr großes Interesse für die Interrelationen zwischen Medizin und Philosophie erwähnen. Sie haben einmal gesagt, daß das Prinzip des Marxismus, nicht nur zu analysieren, sondern die Welt zu verändern, Sie als Mediziner aufgerufen hat, nicht nur den Menschen gesund zu machen, sondern sich auch für jene gesellschaftlichen Verhältnisse einzusetzen, die die körperliche, geistige und moralische Gesundheit für alle gewährleisten.

Es ist mir in dem mir zeitlich vorgegebenen Rahmen natürlich nicht möglich, alle Ihre Arbeiten und Forschungsergebnisse zu erwähnen. Soweit mir bekannt ist, umfaßt Ihre umfangreiche wissenschaftliche Tätigkeit etwa 300 wissenschaftliche Publikationen, Lehrbücher, Handbuchbeiträge und Monographien, die nicht nur das eigene Fachgebiet betreffen, sondern auch sozial-gynäkologische, ethisch-moralische und pädagogische Themen sowie die Gesundheitsorganisation zum Inhalt haben. Ihr Arbeitsbereich erstreckte sich ferner auf die Mitarbeit in verschiedenen Redaktionen medizinischer Zeitschriften und vor allem auf das Zentralblatt für Gynäkologie, das Sie seit 1972 als Chefredakteur geleitet und gestaltet haben.

Neben Ihrer Tätigkeit als Hochschullehrer wurden Ihnen so bedeutende Aufgaben wie das Amt des Präsidenten des Rates für Planung und Koordinierung der Medizinischen Wissenschaften des Ministeriums für Gesundheitswesen und des Lehrstuhls für Frauenheilkunde und Geburtshilfe an der Akademie für Ärztliche Fortbildung anvertraut.

Ihre großen musischen Neigungen und Ihr Verständnis für manche Bereiche des kulturellen Lebens ließen Sie zu einem wertvollen Mitglied des Präsidiums des Kulturbundes werden.

Ihr unermüdlicher Einsatz als Forscher und Arzt wurde durch zahlreiche Ehrungen anerkannt, von denen ich nur einige nennen möchte:

Wahl zum Ordentlichen Mitglied der Akademie der Wissenschaften der DDR und zum Auswärtigen Mitglied der Akademie der Medizinischen Wissenschaften der UdSSR, ferner zum Mitglied der Deutschen Akademie der Naturforscher ‚Leopoldina', Verleihung der Ehrendoktorwürde der Humboldt-Universität zu Berlin und der Universität Poznan sowie zahlreiche Ehrenmitgliedschaften medizinischer Fachgesellschaften des In- und Auslandes, Verleihung des Ehrentitels Hervorragender Wissenschaftler des Volkes, des Ordens Stern der Völkerfreundschaft in Gold, der Ehrenspange zum Vaterländischen Verdienstorden in Gold, des Nationalpreises der DDR, des Ehrentitels Verdienter Arzt des Volkes.

Diese hohe Anerkennung, die ihr Wirken im In- und Ausland gefunden hat, ist die logische Effizienz einer Charaktereigenschaft von der Aristoteles sagte, daß Verstand nicht nur im Wissen besteht, sondern auch in der Fähigkeit, das Wissen in der Tat anzuwenden. Für Sie, lieber, verehrter Herr Kraatz, wird es ein kontemplatives Leben in Beschaulichkeit und Ruhe nicht geben. Sie fühlen sich immer noch aufgerufen, sich den Problemen der medizinischen Wissenschaft und den Bedürfnissen der sozialistischen Gesellschaft zu stellen.

Christoph Wilhelm Hufeland empfahl in seinem 1798 in Jena herausgegebenen Buch über „Die Kunst, das menschliche Leben zu verlängern", „im rechten Sinne zu leben, d. h. jeden Tag so zu benutzen, als wenn er der einzige wäre und daß es nicht so sehr darauf ankomme was uns geschieht, sondern wie wir es nehmen. – Man stärke und befestige sich immer mehr im Glauben und Vertrauen auf die Menschen und in allen den schönen daraus sprossenden Tugenden wie Wohlwollen, Menschenliebe, Freundschaft und Humanität. Man halte jeden Menschen für gut bis man durch unwidersprechliche Beweise vom Gegenteil überzeugt ist." Als eine der größten Lebenspanazeen empfahl er – Freude! „Man versäume nicht", so empfahl er, „jede Gelegenheit zur Freude aufzusuchen und zu benutzen, die rein und nicht zu heftig ist."

„Keine gesündere und lebensverlängernde Freude gibt es wohl als die, die wir im Umgang froher und guter Menschen und im Genuß der schönen Natur finden."

In diesem Sinne wünscht Ihnen, sehr verehrter Herr Kraatz, die Klasse Medizin der Akademie der Wissenschaften der DDR von Herzen, daß sich Ihre Gesundheit weiter festigen möge, daß Ihre Schaffenskraft und Kreativität unvermindert erhalten bleiben und Ihre Arbeit Ihnen auch weiterhin Freude bereiten möge.

Hans-Ulrich Lau

Zur Tätigkeit von Helmut Kraatz in der Gesellschaft für Gynäkologie und Geburtshilfe

Wenn wir unserem Ehrenmitglied am heutigen Tage diese gemeinsame festliche Veranstaltung widmen, so möchte ich am Beginn meiner Ausführungen die Freude über die bisherige Genesung zum Ausdruck bringen. Möge sie weiter voranschreiten! Mögen Sie, sehr verehrter Herr Professor Kraatz, bald Ihre Pläne realisieren können! Wir wissen, daß das für Sie ein gutes Remedium animae et corporis ist.

Die Gesellschaft, die Sie heute ehrt, ist 138 Jahre alt, sie wurde am 13. 2. 1844 von Carl Meyer, dem Schwiegervater Virchows, gegründet. Sie war und ist für Sie seit mehr als 50 Jahren ein Forum wissenschaftlicher Darstellung und Diskussion. Ihre Demonstrationen und Vorträge in dieser Zeit sind nicht zu zählen. Inhalt waren praktisch alle Teilgebiete unseres Faches, wobei die stete Aufgeschlossenheit für die moderne funktionelle Denkweise mit Ihrem besonderen Interesse, Ihrer Vorliebe für das Sehen und Erkennen von Form und Bewegung kombiniert war. Wir schätzen Ihre Betonung ärztlich-ethischer Gesichtspunkte, die bei Ihnen stets mit dem Zwang zur Selbstkritik und zur Verantwortungsfreudigkeit verbunden ist. In zahlreichen Beiträgen zeigten Sie auf, wie von den großen Traditionen unserer Medizin in der Vergangenheit der Brückenschlag zu ihrer zukünftigen Entwicklung zu erfolgen hat. Ihre Vorträge enthielten die wissenschaftliche Synthese zwischen theoretischer und klinischer Medizin und waren stets auf die schnelle Überführung der Erkenntnisse in die Praxis ausgerichtet. Sie, sehr verehrter Herr Professor Kraatz, haben den Blick für Probleme unseres Faches, die noch *unter* der Oberfläche schwelen. Ihre Beiträge auf den Sitzungen unserer Gesellschaft enthielten oft den Rat, diese aufzugreifen und zu bearbeiten. Wir konnten vielfach Ihre Fähigkeit bewundern, Wesentliches von Unwesentlichem zu trennen und die richtige Konzeption auch dort zu finden, wo in der umfangreichen Literatur einander entgegengesetzte Ansichten veröffentlicht wurden.

Zu Beginn der sechziger Jahre galt es, unsere Regionalgesellschaft neu zu formieren. Sie waren damals der erste Vorsitzende und gaben dieses Amt erst dann ab, als die wissenschaftliche und fortschrittliche Arbeit im Rahmen der Gesellschaft für klinische Medizin der DDR gesichert war. Sie drängten darauf, daß sich die Mitglieder nicht nur monatlich einmal im Sitzungssaal trafen, sondern auch im Rahmen aufgelockerter gesellschaftlicher Veranstaltungen. Daran erinnern sich alle gern, die nächste derartige Zusammenkunft findet Anfang Oktober d. J. statt. Wir hoffen sehr auf eine gemeinsame Diskussion mit Ihnen.

Sie waren es, der bei den fast unübersehbaren Fortschritten der Naturwissenschaften, insbesondere auch der Technik, immer auf die *unveränderten* Gesetze der Entwicklung in der Wissenschaft hinwies und dabei wurden besonders den jungen Kollegen die Zusammenhänge mit Umwelt und Gesellschaft aufgezeigt. In vielen Diskussionsbemerkungen wiesen Sie auf die Bedeutung des Wissenschaftler-Kollektivs hin und den Wert des Anteils jedes einzelnen an dem Gesamterfolg.

Es ist zu einem hohen Teil Ihr Verdienst, daß ausländische Kollegen durch wissenschaftliche Beiträge das Leben unserer Regionalgesellschaft bereichert haben. Bei kurzfristig anberaumten Besuchen erfolgten Programmänderungen oder auch Sondersitzungen.

In Ihrer Eigenschaft als Vorsitzender der Promotionskommission B der Akademie für ärztliche Fortbildung der DDR machten Sie uns oft den Vorschlag, Verteidigungen derartiger Arbeiten im Rahmen der Sitzungen unserer Gesellschaft vornehmen zu lassen. Das ist bei allen Mitgliedern auf großes Interesse gestoßen, viele von Ihnen haben Anregungen für eigene Arbeiten mitgenommen.

Erlauben Sie mir, am Schluß meiner Ausführungen Ihnen Dank zu sagen für alle Ihre Beiträge, Initiativen und Induktionen. Wilhelm v. Humboldt hat einmal gesagt: „Das nachdenkliche, betrachtende, forschende Leben ist eigentlich das höchste und menschlichste, allein in gewisser Art läßt es sich doch nur im höheren Alter vollkommen genießen." Lassen Sie uns bitte an diesem Genuß auch weiter teilhaben!

Hans-Albrecht Freye

Pränatale Diagnostik genetisch bedingter Erkrankungen

1. *Einleitung*

Der Mensch ist die einzige biologische Art auf unserem Erdball mit einer zweifachen Informationsweitergabe: einer biologischen durch das Erbgut und einer kulturell-sozialen durch die Tradition. Während dabei eine erbliche Eigenschaft sich nicht schneller fortpflanzt als das gesamte Lebewesen, geht die Ausbreitungsgeschwindigkeit von durch die Tradition vermittelten Eigentümlichkeiten innerhalb einer Population dagegen wesentlich schneller vor sich. Dem Tradierten kann man nun allerdings ausweichen, das sich ja auch nur ausbreitet, wenn vom Empfänger her ein Sog (eine Gier = Neugier) besteht. Dagegen bekommt das werdende Individuum seine Erbeigenschaften zwangsläufig mit auf den Weg. Dieser Tatbestand hat immer wieder zu verschiedenen, im Grunde fatalistischen Äußerungen führender Genetiker und der ideologisierenden Kulturpessimisten vom „unausweichlichen Schicksal", der „sozialen Bestimmung" oder „genetischen Bürde" geführt. Er ist in verständlicher (wenn auch falsch praktizierter) Ablehnung einer absoluten Schicksalhaftigkeit unseres Daseins der Grund für die so wechselnde Beurteilung von Umwelt und Erbgut für die Entwicklung des Menschen bis zur Leugnung jeder genetischen Determination und bis hin zu solchen Schlagworten wie „Erziehung ist alles ..." (vgl. FREYE, 1972 b, 1973 a, 1980).

Vom humangenetischen Standpunkt ist kein anderer Abschnitt im Leben des Menschen reicher an entscheidenden Ereignissen als die winzige Zeitspanne der Befruchtung. Sie beginnt mit dem Zusammentreffen von Samen- und Eizelle, die ja die ganze Zukunft der Art repräsentieren und die jeder gesunde Mensch wenigstens in seiner Fortpflanzungsperiode in sich trägt. Sie endet mit der Vereinigung der Zellkerne von beiden Keimzellen. Das weitaus bedeutendste Geschehen in dieser Zeit ist die Übergabe des mütterlichen und väterlichen Anteils an Erbeigenschaften an die Zygote (vgl. Abb. 1).

Alles was ein Mensch von seinen Eltern biologisch erben kann, besteht aus den Einheiten der Erbinformation, den Genen. Sie bestimmen die morphologischen, physiologischen, psychischen Eigenschaften, gleichermaßen lebenswichtige oder untergeordnete Merkmale, große, kleine, ganze Körperteile oder Organe, auch die Gewebe oder Teile eines Gewebes sowie Ele-

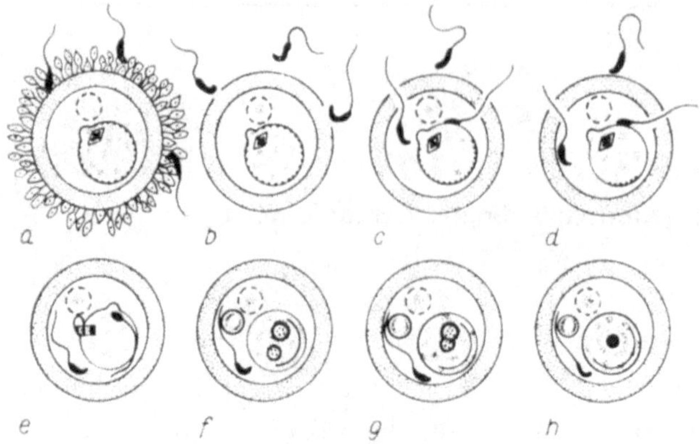

Abb. 1 Schema des Befruchtungsvorganges (nach FREYE 1979). Nach der Passage der Spermien durch die Corona radiata des Eies (a) benötigen sie weniger als 10 min, um durch die Zona pellucida (b) in das Innere einzudringen (c). Ein Spermienkopf legt sich an die Eizelle, seine Plasmamembran fusioniert mit der Eizellmembran (d). Danach senkt sich der Kopf in das Zytoplasma der Eizelle (e); dessen Rindengranula verschwinden. Die Eizelle macht die Reifungsteilung II durch (e), als deren Endergebnis 2 Polkörperchen zu sehen sind (f). Bei Maus und Kaninchen, von deren Befruchtungsvorgang vorliegendes Schema entwickelt wurde, dringt der Schwanz des Spermiums mit ein, wird aber danach abgebaut. Der Spermienkopf wird zum männlichen Vorkern, der Eikern zum weiblichen Vorkern (f). Beide entwickeln sich weiter synchron und verschmelzen. Das ist der entscheidende Punkt der Befruchtung: DNA wird repliziert, die Transkription der mütterlichen und väterlichen Gene beginnt (g), die Proteinsynthese läuft. Die Chromosomen als Erbarchive kondensieren sich und aggregieren (h), es wird die 1. Zellteilung der Zygote vorbereitet. Die überzähligen Spermien werden abgebaut

mentarbausteine des Organismus, einzelne Zellen und ihre Kerne; ja selbst der molekulare Bau soll „mendeln". (vgl. FREYE 1981).

Die Substanz, die das Informationsprogramm für das Werden und Sein des Individuums enthält, ist die vom Biochemiker Friedrich MIESCHER 1869 im Straßburger Laboratorium von Felix HOPPE-SEYLER entdeckte DNA. Ihre Basensequenzen determinieren über die messenger-DNA (Transskription) und unter Mitwirkung von Transfer-RNA die Aminosäuresequenz der zu synthetisierenden Proteine.

Wir sollten an dieser Stelle uns einmal bewußt machen, daß die Gene unseres Körpers mit ihrer mehrdimensionalen Enzymsprache imstande sind, nicht nur die körperliche Gestalt, sondern auch das Wachstum und alle komplizierten Stoffwechselprozesse zu steuern, von denen in willkürlicher Auswahl so verschiedene genannt seien, wie

– die Abwehr von Krankheitskeimen durch Aufbau von sog. Antikörpern
– die Verdauung unserer Nahrung durch eine Gruppe von Enzymen
– das angstvolle Weiten unserer Pupillen in der Folge eines plötzlichen Ausstoßes von Adrenalin im Nebennierenmark oder
– die wiederum von Hormonen gelenkte Wollust.

Was dabei in den Mikrolaboratorien unserer Körperzellen im einzelnen geschieht, ist bislang nur zum Teil aufgeklärt. Von genetischer Seite interessieren aber insbesondere die zellulären Regulationsmechanismen.

Unserer körperlich-geistigen Individualität liegt also eine biochemische Individualität und dieser letztlich eine genetische Individualität zugrunde.

Dabei ist in aller Regel die menschliche Individualität umfassend: Die charakteristische physiognomische Differenzierung ist uns jahrtausendelang bekannt. Unserer Zeit blieb die Erkenntnis, daß für jeden Menschen auch eine interne Einzigartigkeit gegeben ist. Ursache ist der genetische Polymorphismus, der sich u. a. in der individuellen Spezifik der Blutgruppen, der Enzyme der Erythrozyten, der Serum-Gruppen, der Histokompatibilitätsgruppen, der Stoffwechselreaktionen (auch auf Pharmaka), ja selbst im Körpergeruch (jeder Polizeihund „weiß" das!) manifestiert (vgl. FREYE 1979).

Nun steuern die Gene nicht nur das orthologische Werden und Sein eines Individuums sondern mutierte Gene auch pathologische Entwicklungen. Sie sind also verantwortlich für die sog. *Erbkrankheiten.* Der Genetiker versteht darunter genetisch bedingte oder mitbedingte (mit Erbanlagen zusammenhängende) Störungen der normalen Vorgänge im Körper oder in seinen einzelnen Teilen, die in den meisten Fällen nicht familiär auftreten, aber auch familiär gehäuft vorkommen können. Legt man die Definition von RÖSSLE über „Krankheit" zugrunde („... Gesamtheit aufeinanderfolgender, abnorm gearteter Reaktionen eines Organismus oder seiner Teile auf einen krankmachenden Reiz ..."), dann ist die Bezeichnung „... Krankheit" nicht einmal korrekt, zumal eine Krankheit äußere Ursachen, einen Beginn, Verlauf und Ende aufweist.

Seit etwa 10 Jahren nun sind bestimmte genetische Erkrankungen der Leibesfrucht bereits im 2. Schwangerschaftsdrittel diagnostizierbar, und das Gebiet der vorgeburtlichen Diagnostik genetisch bedingter Erkrankungen hat sich in dieser Zeit außerordentlich stark entwickelt. Zu ihr gehört auch die Diagnostik in der Spätschwangerschaft, die dem Geburtshelfer wichtige Hinweise geben kann und unter Umständen auch für eine Frühtherapie genetischer Störungen von Bedeutung ist. So wird im „New England Journal of Medicine" (Nr. 20, 1982) berichtet, daß bei einem männlichen Embryo 3 Monate vor Geburt eine mit Ultraschall-Untersuchungen festgestellte Wassersackniere in utero erfolgreich operiert wurde.

Ich möchte mich hier jedoch auf die Diagnostik im zweiten Trimenon beschränken, auf Grund derer in vielen Fällen schwere Störungen der kindlichen Entwicklung sowie Erbleiden so rechtzeitig zu erkennen sind, daß ein Schwangerschaftsabbruch noch möglich ist.

Die pränatale Diagnostik (PD) kann nur im Rahmen der genetischen Familienberatung gesehen werden, die sich damit zu einem wichtigen und heute unentbehrlichen Teilgebiet der präventiven Medizin etabliert hat.

2. *Indikationen zur pränatalen Diagnostik*

Die Geburt eines behinderten Kindes bedeutet für die Eltern und in vielen Fällen auch für den Patienten viel Leid. Bei dem zunehmenden Interesse für Diagnostik, Verhinderung oder Behandlung sowie Aetiologie angeborener Krankheiten ist jede Zuwendung zu einer neuen Methodik verständlich. Eine vorgeburtliche Untersuchung ist aber nur dann sinnvoll und angezeigt, wenn sie im Rahmen einer genetischen Beratung mit ihren Befunderhebungen erfolgt, aus denen sich ein Risiko für ein definiertes genetisches Leiden des werdenden Lebens abzeichnet (vgl. BACH u. HAUSCHILD 1979, FUHRMANN u. VOGEL 1982, METZKE u. FREYE 1979, STEINBICKER u. a. 1977).

Eine solche genetische Störung muß sich entweder in der Amnionflüssigkeit, in den Amnionzellen, im Blut, röntgenologisch, durch Ultraschall oder auch morphologisch-fetoskopisch nachweisen lassen.

Die PD ist keine einfache „technische Dienstleistung", sondern eine umfassende ärztliche Aufgabe von großer Tragweite für die Familie und natürlich die einzelne Patientin.

International haben sich 6 Indikationsgruppen herausgestellt (vgl. HARZER 1980, WEISE u. HEMKE 1982):

- *Ausschluß einer Chromosomenaberration*, wenn die Mutter bereits ein mongoloides Kind oder ein Kind mit einer anderen Chromosomenanomalie geboren hat
- *Familiäre chromosomale Belastung*, wenn bei einem der Eltern eine Chromosomenanomalie (zum Beispiel eine balanzierte Translokation) bekannt ist
- *Altersindikation*, wenn die Mutter mindestens 36–38 Jahre alt ist (altersbedingte Risikoerhöhung)
- *Geschlechtsdiagnostik*, wenn die Mutter Konduktorin für eine schwere X-chromosomal rezessive Krankheit ist – sofern eine direkte Diagnose noch nicht möglich ist, wird hier das Geschlecht des Feten bestimmt, da nur Knaben ein Erkrankungsrisiko von fünfzig Prozent tragen
- *Erbliche Stoffwechseldefekte*, wenn ein Risiko für das Auftreten einer

Stoffwechselstörung beim Feten besteht und wenn diese Stoffwechselstörung aus dem Fruchtwasser diagnostiziert werden kann

– *Wiederholungsrisiko eines Neuralrohrdefektes,* wenn durch die vorhergehende Geburt eines entsprechend kranken Kindes oder durch die Familienanamnese ein erhöhtes Risiko für das Auftreten einer Spina bifida nachgewiesen ist oder eine Alpha-1-Fetoprotein-Untersuchung im Serum der Graviden erhöhte Werte ergeben hat (vgl. auch Abb. 2).

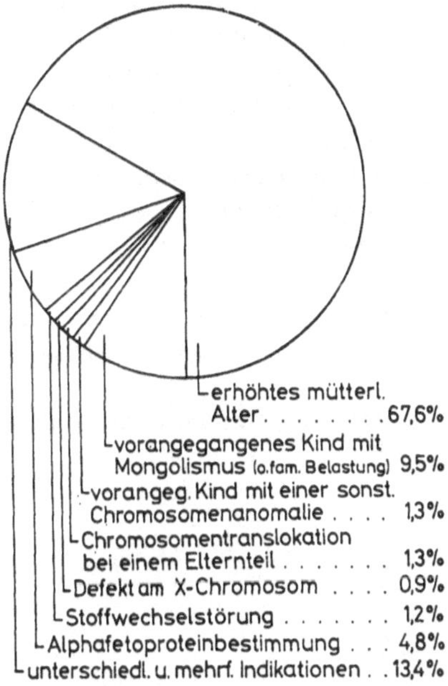

Abb. 2 Relative Häufigkeit der Indikationen für eine pränatale Diagnostik (Daten nach Sabine STENGEL-RUTKOWSKI, denen 5493 Fruchtwasser-Untersuchungen zugrunde liegen; nach FUCHS 1980)

Man kann nun die PD in *nichtinvasive* und *invasive* Verfahren einteilen und sie dann nach dem abgestuften Risiko untergliedern (vgl. EPSTEIN u. GOLBUS 1977, Hannelore KÖRNER 1979, MURKEN u. SABINE STENGEL-RUTKOWSKI 1978 u. 1979):

3. *Nichtinvasive Verfahren*

Hierher gehören zunächst die Vorsorgeuntersuchungen im Rahmen der humangenetischen Beratungsverfahren (vgl. FUCHS 1980, KAISER u. BUCHHOLZ 1978, KRAUSE 1978 u. 1981). Auch die Untersuchungen auf irreguläre Antikörper im Blut der Schwangeren oder die teratologisch wichtige Abklärung durch eine Röteln-Serologie sind hier einzuordnen. Wichtige nichtinvasive vorgeburtliche Diagnostik-Verfahren sind ferner:

3.1. Ultraschall-Untersuchungen

Der Ultraschall als Impulsecho-Verfahren mit bildhafter Darstellung ist für Mutter und Fet wenig belastend. Der technische Stand der verfügbaren Geräte geht stetig voran. Im Frequenzbereich von 1–5 MHz und einer mittleren Intensität von 10 mW/cm^2 ist die Methode ohne Einschränkung anwendbar. Dennoch muß darauf aufmerksam gemacht werden, daß grundsätzlich Ultraschallwellen Auswirkungen auf biologisches Substrat und damit auch auf menschliches Gewebe haben (HANSMANN, 1978):

Mechanische Wirkungen sind Folgen periodischer Druckschwankungen, die zu einer „Mikromassage" führen. Bei niedrigen Frequenzen um 20 kHz und bei sehr hohen Intensitäten wird das Phänomen der Kavitation (Auftreten von Hohlräumen in der Sogphase durch Zerreißung von Molekülverbänden) diskutiert.

Als *Chemische Wirkungen* sind Depolymerisationen von Polysacchariden,

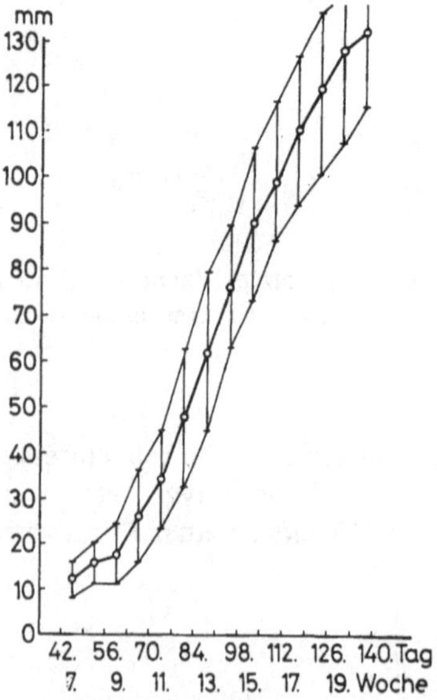

Abb. 3 Wachstum des Keimlings nach Ultraschallmeßwerten (nach HANSMANN 1978). Fetale Scheitel-Steiß-Länge in mm in Abhängigkeit vom Schwangerschaftsalter (Wochen p. m.). Mittelwerte und doppelte Standardabweichung für Wochengruppen

Oxydationen infolge von H_2O_2-Bildungen, aber auch Reduktionen (z. B. beim Nitrat) zu beachten.

Die *Thermische Wirkung* schließlich ist das Ergebnis der bei der Schallabsorption entstehenden Reibungswärme; die erreicht an den Grenzflächen ihre Maxima.

Statistisch gesicherte Erfahrungsdaten dieser Methodik sind bislang noch unzureichend. Dennoch sind ihre Erfolge unbestreitbar und ihr Einsatz in der PD heute unentbehrlich.

Im I. Trimenon hat der Nachweis embryonaler bzw. fetaler Herzaktionen eine grundsätzliche Bedeutung. Mit Hilfe von Realtime Scannern („schnelles" B-Bild) lassen sich in utero aktive fetale Bewegungen ab 9. Woche post menstruationem beobachten und die insbesondere für Risikoschwangerschaften notwendige Kenntnis des Gestationsalters gewinnen. Für die PD sind in diesem Zeitabschnitt wichtig die Scheitel-Steißlänge, der Fruchtsackdurchmesser und die Frühdiagnose von Mehrlingen.

Im II. und III. Trimenon spielt die Ultraschall-Diagnostik eine bedeutende Rolle bei der Darstellung der topographischen Situation im Uterus (Plazenta-Lokalisation, Lage des Feten) und bei der Aufdeckung von Wachstumsstörungen und Mißbildungen (vgl. Abb. 3–6).

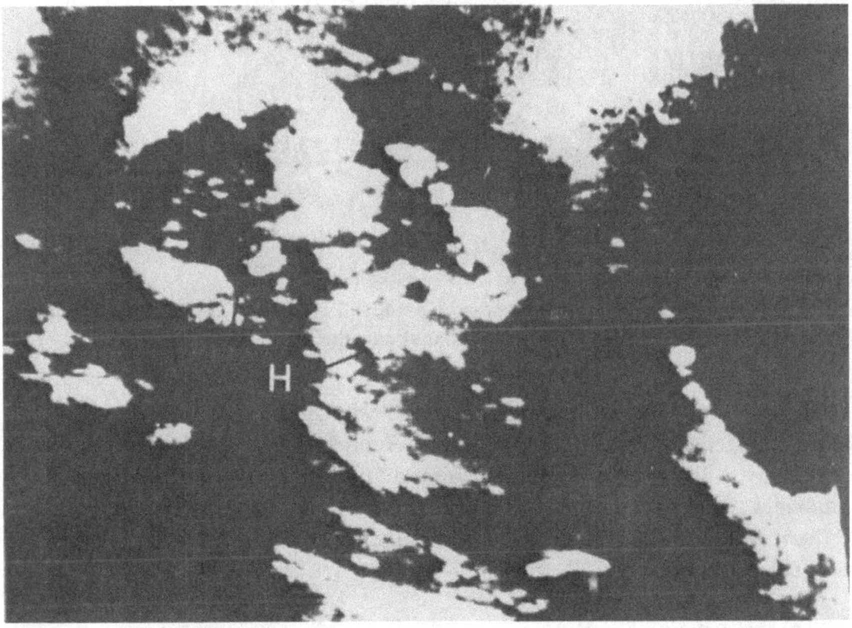

Abb. 4 Ultraschallbild eines Feten in der 16. Schwangerschaftswoche (KAISER und BUCHHOLZ 1978).
Am oberen Bildrand die Plazenta, darunter der Kopf mit Augen, Nase und Mund. Rechts davon sieht man einen Unterarm mit der Hand. H = Herz

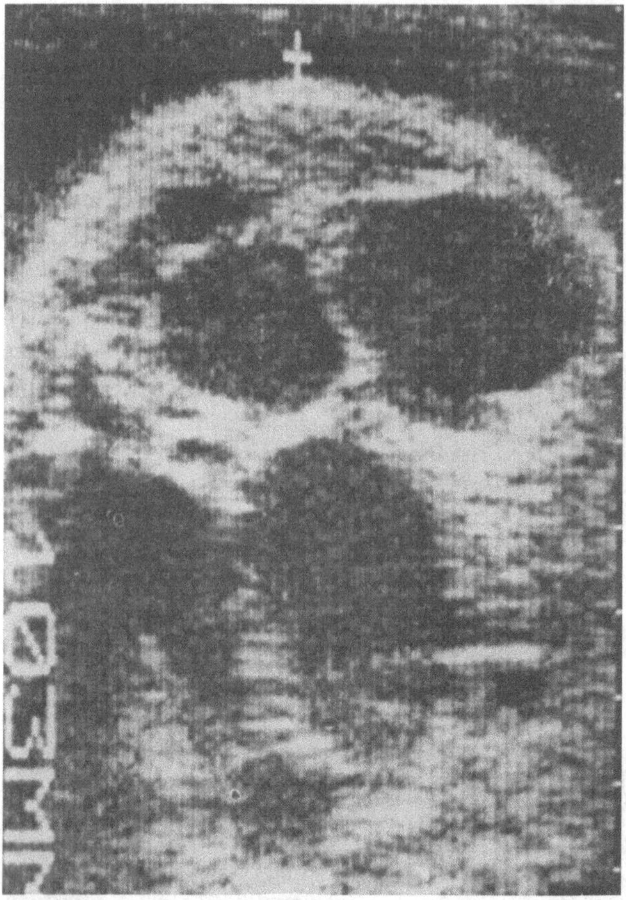

Abb. 5 Polyzystische Nierendegeneration eines Feten der 32. Schwangerschaftswoche (Ultraschallbild Universitäts-Frauenklinik der Humboldt-Universität Berlin)

Hier gelingt heute mit einer hohen Treffsicherheit der Nachweis von Neuralrohrdefekten (z. B. Spina bifida, Anencephalus, Hydrocephalus, Mikrocephalus, Iniencephalus) sowie von Fehlbildungen des Abdomens (Omphalocelen, Gastroschisis, Atresien), des thanatomorphen Zwergwuchses, ferner von Skelettfehlbildungen, Fehlbildungen der Niere und der Harnwege und auch von peripheren Tumoren.

3.2. Alpha-Feto-Protein (AFP)-Bestimmungen im mütterlichen Serum

AFP – ein Glykoprotein von MG 70 000 – wird ausschließlich in der fetalen Leber, dem Dottersack und im fetalen Gastrointestinaltrakt gebil-

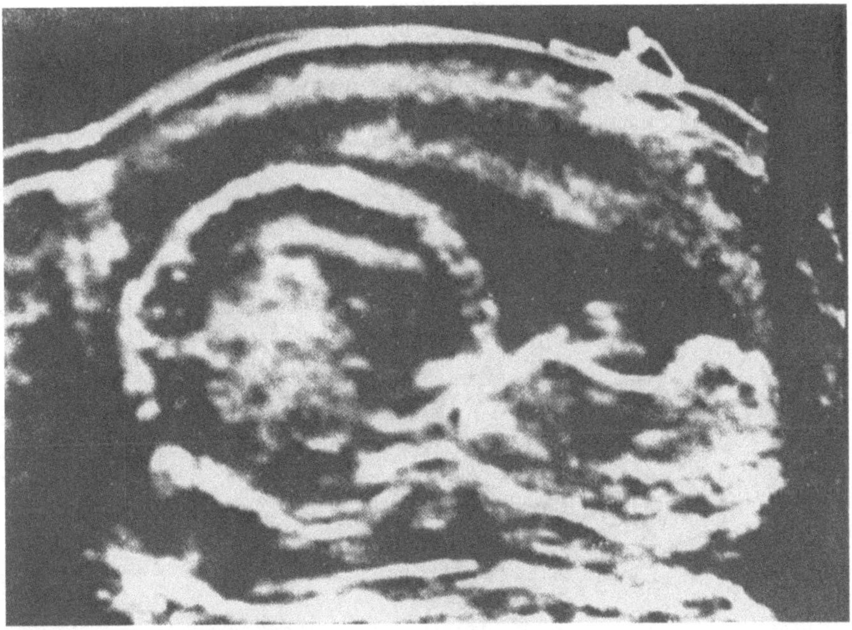

Abb. 6 Hydrocephalus eines Feten in der 38. Schwangerschaftswoche (Ultraschallbild nach HANSMANN 1978).
Fet in Beckenendlage, Längsschnitt in der Medianlinie. Scheitel-Steiß-Länge 240 mm, Kopfumfang 400 mm

det (vgl. Abb. 7). In der 16.–20. Schwangerschaftswoche zeigt die AFP-Konzentration mit einer Treffsicherheit von 80–90% eine Anencephalie und mit einer solchen von mindestens 70–80% auch andere Neuralrohrdefekte, wie vom Typ der offenen Myelomeningocele des Feten an (vgl. Abb. 8 u. Tab. 1).

Für den Anencephalus wie für die Spina bifida wird eine Häufigkeit von 1 : 1000 Geburten angegeben.

Auch Omphalocelen und die kongenitale Nephrose führen zu erhöhten AFP-Konzentrationen im mütterlichen Blut, allerdings aber auch Mehrlingsschwangerschaften oder eine fetomaternale Transfusion.

Neuralrohrdefekte, die mit Haut bedeckt sind, können nicht erkannt werden, da keine größeren Mengen AFP aus dem Feten in das Fruchtwasser und von dort in das mütterliche Blut gelangen.

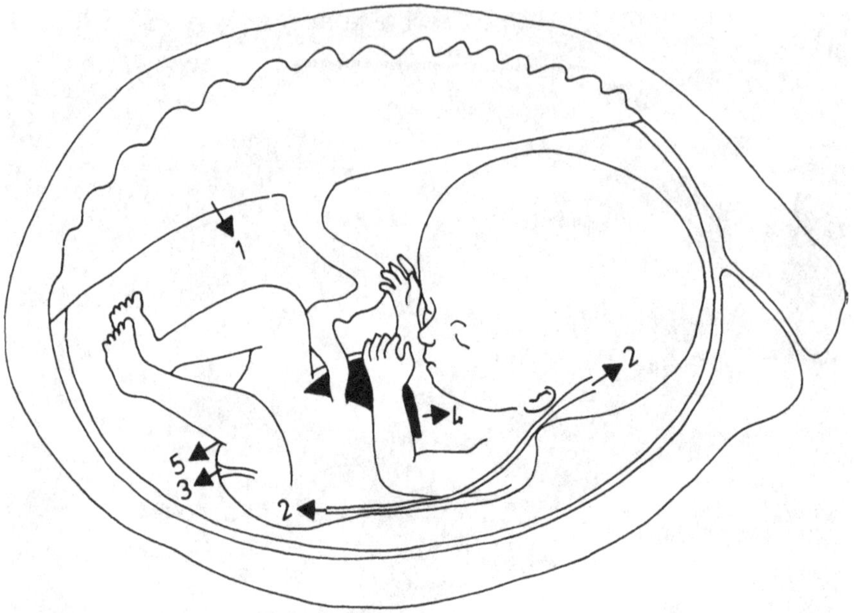

Abb. 7 Bildungsorte des AFP im Feten und pathologischer Transfer in das Fruchtwasser (verändert nach WEITZEL u. a. in MURKEN u. a. 1979)
1 – Fetale Blutung
2 – Neuralrohr-Defekt
3 – Meconium
4 – Omphalocele
5 – Fetaler Urin

4. Invasive Verfahren

Viele Anomalien des Feten können nur durch invasive Verfahren, insbesondere durch die Untersuchung des Fruchtwassers und der in ihm vorhandenen Zellen diagnostiziert werden. Die invasiven Verfahren sind keine „maximale Diagnostik", wie mitunter kritisch geäußert wird, sie sind vielmehr zugleich auch die optimale Diagnostik in den vorgeburtlichen Untersuchungsmethoden, die sich adäquat in die erreichten bedeutsamen Ziele intensiver Forschungsarbeit der letzten 10 Jahre, wie z. B. Intensivmedizin, Nuklearmedizin, Computertomographie, Kernspinresonanz, einordnen (vgl. FREYE 1982).

Klinisch erprobt und inzwischen international in mehr als 100 000 Untersuchungen bewährt ist die

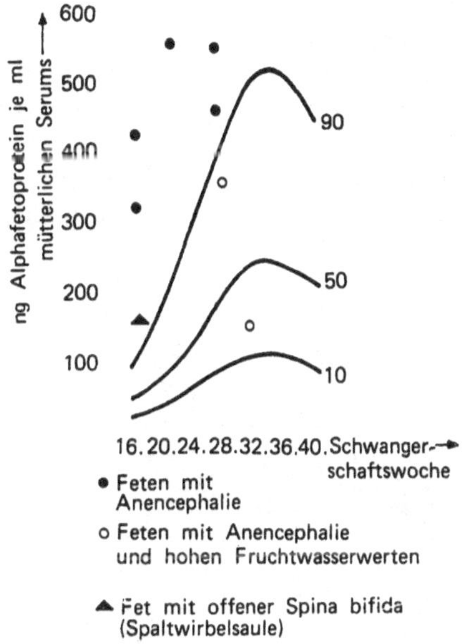

Abb. 8 Normwertkurven für AFP im mütterlichen Serum und Konzentrationserhöhung bei neuralen Dysraphien (verändert nach WEITZEL in MURKEN u. STENGEL-RUTKOWSKI 1978).
Die maternalen Serumkonzentrationen am AFP liegen niedriger als im Fruchtwasser und erreichen ihr Maximum in der 34. bis 35. Schwangerschaftswoche. Polynomial abgeleitete Normbereichskurven der 90-, 50- und 10-Quantilen

Tab. 1 AFP-Konzentrationen im mütterlichen Serum und im Fruchtwasser bei normalen Schwangerschaften (nach SEPPÄLÄ u. a. 1979)

Schwangerschaftswoche	AFP im mütterlichen Serum (ng/ml)	AFP im Fruchtwasser (µg/ml)	n
14	26	16,1 ± 6,17	55
15	30	14,9 ± 6,06	188
16	35	13,1 ± 6,60	74
17	42	9,85 ± 4,46	43
18	50	8,26 ± 4,31	11

4.1. Untersuchung des Fruchtwassers nach Amniozentese

Die Durchführung der Punktion der Fruchtblase ist an den klinisch tätigen Gynäkologen gebunden. Als günstiger Zeitpunkt für die transabdominale

Amniozentese zur PD gilt heute die 15./16. Schwangerschaftswoche (SSW) p.m., weil in dieser Zeit der Uterus ausreichend hoch steht, man deshalb zuverlässig in die Amnionhöhle gelangt (die zu diesem Zeitpunkt ca. 170 ml Fruchtwasser umfaßt), das Fruchtwasser ausreichend vitale Zellen für die Kultivierung enthält und ab diesem Zeitraum die Bestimmung des AFP aus dem Fruchtwasser zuverlässig ist. Die Entnahme von 15–20 ml Fruchtwasser, die durchschnittlich zur Diagnostik benötigt werden, toleriert nach allen Erfahrungen die Leibesfrucht ohne weiteres (vgl. Abb. 9).

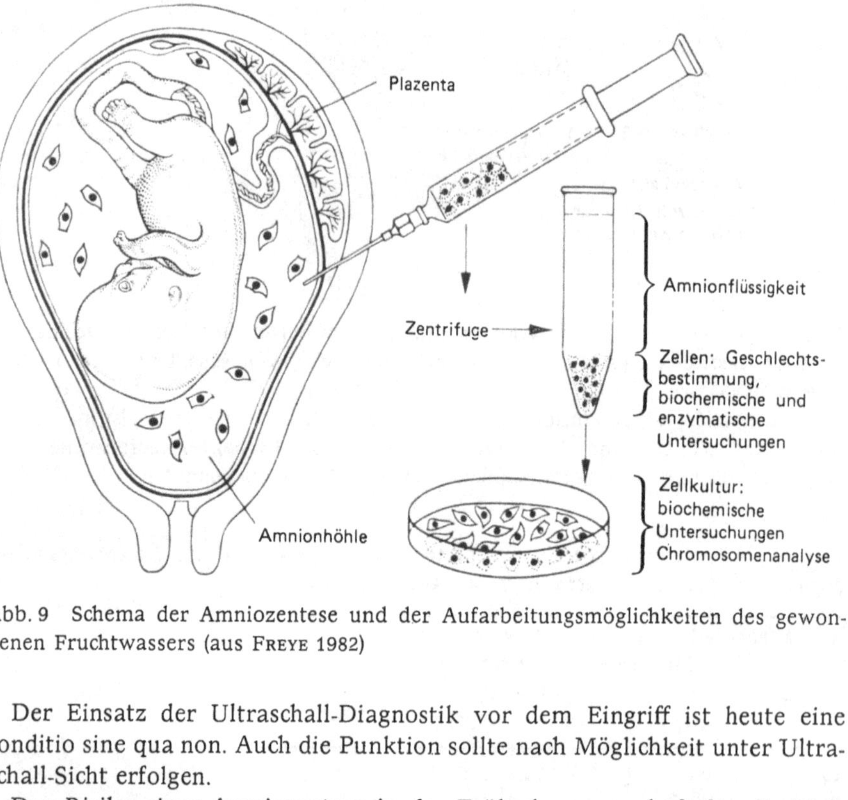

Abb. 9 Schema der Amniozentese und der Aufarbeitungsmöglichkeiten des gewonnenen Fruchtwassers (aus FREYE 1982)

Der Einsatz der Ultraschall-Diagnostik vor dem Eingriff ist heute eine conditio sine qua non. Auch die Punktion sollte nach Möglichkeit unter Ultraschall-Sicht erfolgen.

Das *Risiko* einer Amniozentese in der Frühschwangerschaft für die Mutter ist unerheblich. Bei Rh-Inkompatibilitäten sollte prophylaktisch Anti-D-Gammaglobulin gegeben werden, da insbesondere bei transplazentarem Vorgehen eine Sensibilisierung der Mutter durch Einschwemmung fetaler Erythrozyten möglich ist.

Das Risiko für den Fetus liegt nicht höher als 1%, wobei die größte Gefahr in der möglichen Auslösung einer Fehlgeburt liegt. Punktionsbedingte Verletzungen des Feten, der Plazenta oder der Nabelschnur werden mit etwa 0,2% registriert (vgl. ROSENKRANZ u. ZIERLER 1982).

Jeder Fruchtwasser-Untersuchung sollte generell eine genetische Beratung vorausgehen. Mit der Patientin ist ein ausführliches Gespräch über Sinn und Zweck des geplanten Eingriffs, eventuelle Komplikationsmöglichkeiten, die Aussagekraft der Untersuchungsbefunde mit ihren Möglichkeiten und Grenzen und daraus resultierende Konsequenzen zu führen, schriftlich zu fixieren und mit einer unterschriebenen Einverständniserklärung der Patientin zu verbinden.

Die Aussagemöglichkeiten einer Fruchtwasseruntersuchung sind dreifach:

4.1.1. Geschlechtsdiagnostik

Die zytogenetischen Untersuchungen der Amnionzellen nach der Amnionzellkultivierung gestatten im Gegensatz zu der wiederholt versuchten Geschlechtsbestimmung des Fetus aus dem Speichel der Mutter (vgl. Loewit u. a. 1982) eine sichere Geschlechtsbestimmung der Feten. Für Risikoschwangerschaften aus Familien mit geschlechtsgebundenen Erbkrankheiten, ins-

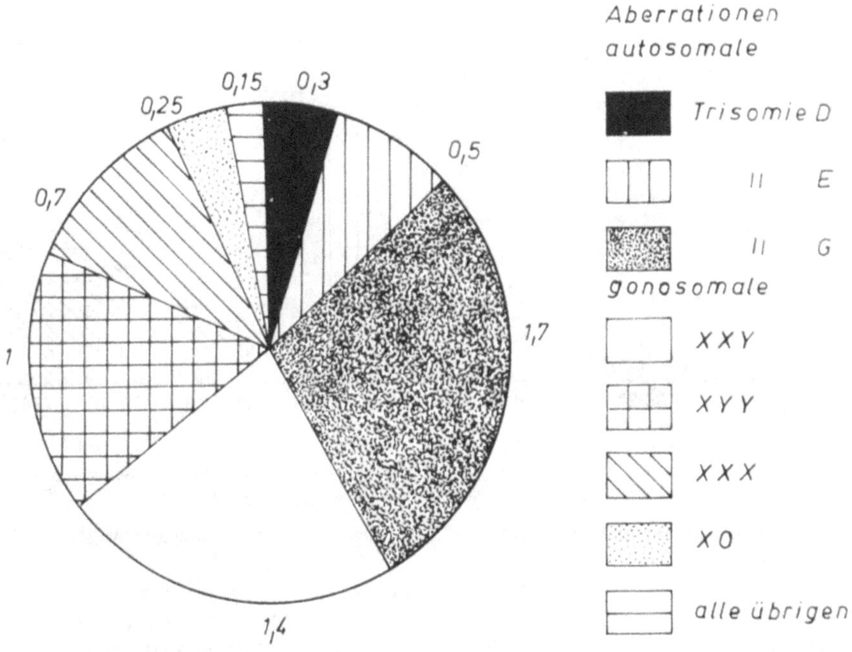

Abb. 10 Relative Häufigkeit numerischer Chromosomenaberationen unter Neugeborenen in Promille angegeben (aus Freye 1979).
Die klinisch wichtigsten und zahlenmäßig bedeutungsvollsten Chromosomenaberrationen sind das DOWN-System (Trisomie 21) und das KLINEFELTER-Syndrom (47,XXY)

besondere für die Haemophilie und die Muskeldystrophie vom Typ Duchenne, bedeutet diese Diagnostik eine Präzisierung der Beratungssituation, da ein weiblicher Fet ja klinisch gesund sein wird. Der wiederholt von Ratsuchenden vorgetragene Wunsch nach einer Sexbestimmung ohne medizinische Begründung darf keine Indikation für eine Amniozentese sein.

4.1.2. Chromosomenanalyse

Sie hat eine Treffsicherheit von 99%. Schwierigkeiten kann es bei Zwillingsschwangerschaften und Mosaiken geben. Numerische und strukturelle Anomalien in den Chromosomen sind zumeist die Ursachen für schwere Beeinträchtigungen der geistigen und körperlichen Entwicklung (vgl. Freye 1973 b, Witkowski u. a. 1976, Zernahle u. Freye 1978). Risikogruppen für solche Chromosomenanalysen sind:

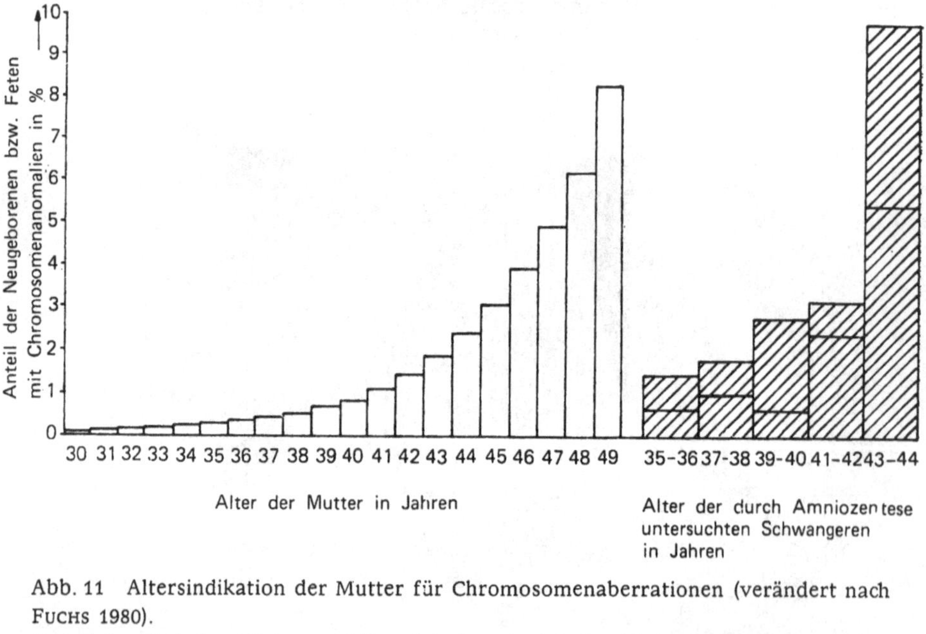

Abb. 11 Altersindikation der Mutter für Chromosomenaberrationen (verändert nach Fuchs 1980).
Der linke Teil der Säulengraphik zeigt das statistische Risiko, mit zunehmendem Alter der Mutter ein Kind mit einer chromosomalen Aberration zu gebären. Die rechten Säulen zeigen die Häufigkeit der durch Amniozentese entdeckten Chromosomenanomalien in Abhängigkeit vom mütterlichen Alter; der untere Teil betrifft jeweils die Trisomie 21. Daß der rechte Teil der Graphik höhere Werte als links zeigt, liegt an der Tatsache, daß auch nach der 15. Schwangerschaftswoche – dem Zeitpunkt der Amniozentese – noch spontane Fehlgeburten den Verlust einer Chromosomenaberration verursachen können

- Erhöhtes Alter der Mutter. Jenseits des 36. Lebensjahres hat mit zunehmendem Alter eine Schwangere mit 3–8% das Risiko zu tragen, Kinder mit chromosomalen Fehlverteilungen zu gebären. Nach der Vorstellung der WHO sollten alle Schwangeren über 35 Jahre eine Fruchtwasseruntersuchung durchführen lassen (vgl. Abb. 10, 11)
- Elternteil Träger einer balanzierten strukturellen Aberration. Wenn ein Elternteil (Mann oder Frau) Träger einer balanzierten Strukturaberration (Translokation, Inversion) ist, besteht ein hohes Risiko, Kinder mit unbalanziertem Karyotyp (Trisomien, Monosomien) zu bekommen. Meist werden sie erst erfaßt, wenn multiple Aborte, Totgeburten oder ein geschädigtes Kind in den Familien auftreten (vgl. Abb. 12, 13).
- Vorangegangenes Kind mit Chromosomenaberrationen. Selbst gesunde Eltern mit einem normalen Karyotyp und auch bei Ausschluß des Altersfaktors, die bereits ein Kind mit einer Chromosomenaberration haben, weisen gegenüber der Normalbevölkerung ein 10fach erhöhtes Risiko (mit 1–2%) auf, wiederum ein Kind mit einer Chromosomenstörung zur Welt zu bringen. Dabei muß es sich nicht einmal um ein Wiederauftreten der ersten Aberration handeln. Bei erneuter Schwangerschaft und bestehendem Kinderwunsch ist deshalb eine pränatale Chromosomenanalyse streng indiziert.

Insgesamt stehen für die Chromosomenfärbung unterschiedliche Methoden zur Verfügung. Wegen der zu erwartenden Präzision der Aussage ist es rat-

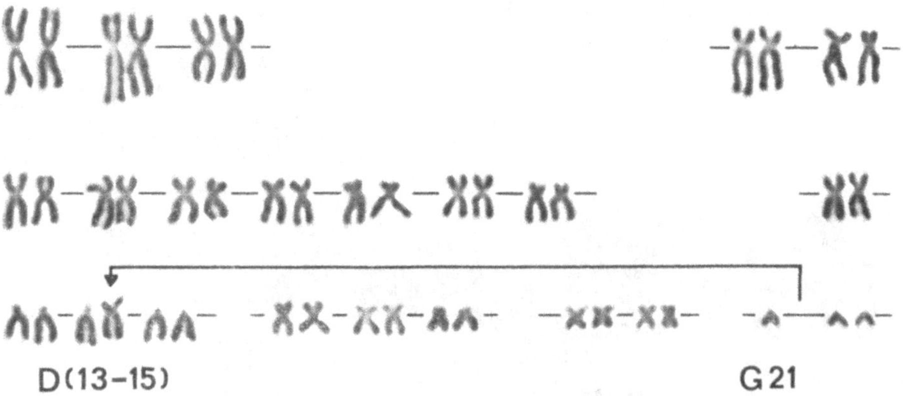

Abb. 12 Elternteil Träger einer balanzierten Strukturaberration (Aufn. ZERNAHLE 1981).
Balanzierte Translokation bei einer phaenotypisch unauffälligen Frau (45,XX, t[D; 21]) t[D; 21])

sam, Bandierungsverfahren zur Identifizierung der Chromosomen anzuwenden. Besonders geeignet sind die G- bzw. C-Bandentechniken (vgl. Abb. 14, 15).

4.1.3. Biochemische Analyse

International gelingt es heute, etwa 75 angeborene Stoffwechselstörungen pränatal zu diagnostizieren, die jede für sich zwar sehr selten auftreten, insgesamt aber eine erhebliche Quelle menschlichen Leidens bedeuten (vgl. Tab. 2).

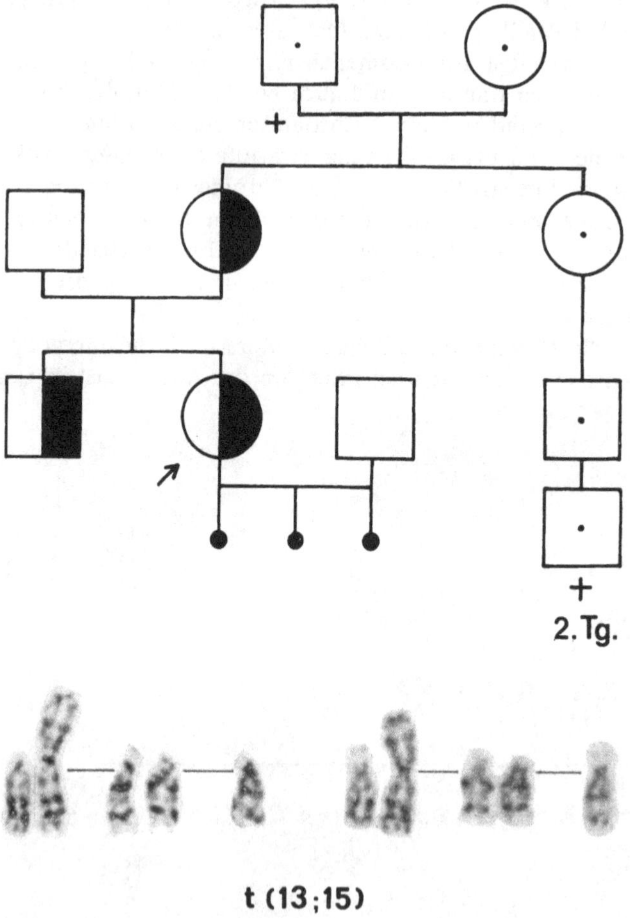

Abb. 13 Stammbau einer Sippe mit der Translokation eines D 15 auf ein D 13 (aus ZERNAHLE u. FREYE 1978).
Translokationsträger haben den Chromosomenstatus 45,XX, t(13; 15) bzw. 45,XY, t(13; 15)

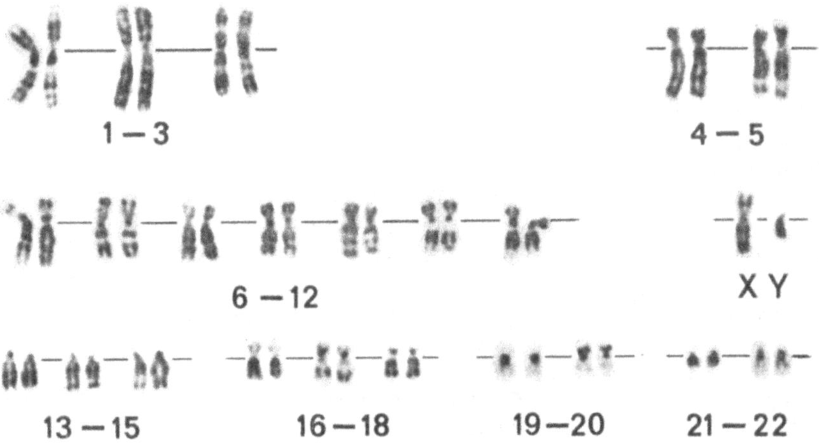

Abb. 14 G-Banding. Darstellung des spezifischen G-Banden-Musters für alle Chromosomen. 46,XY. (Praep. u. Aufn. ZERNAHLE 1981)

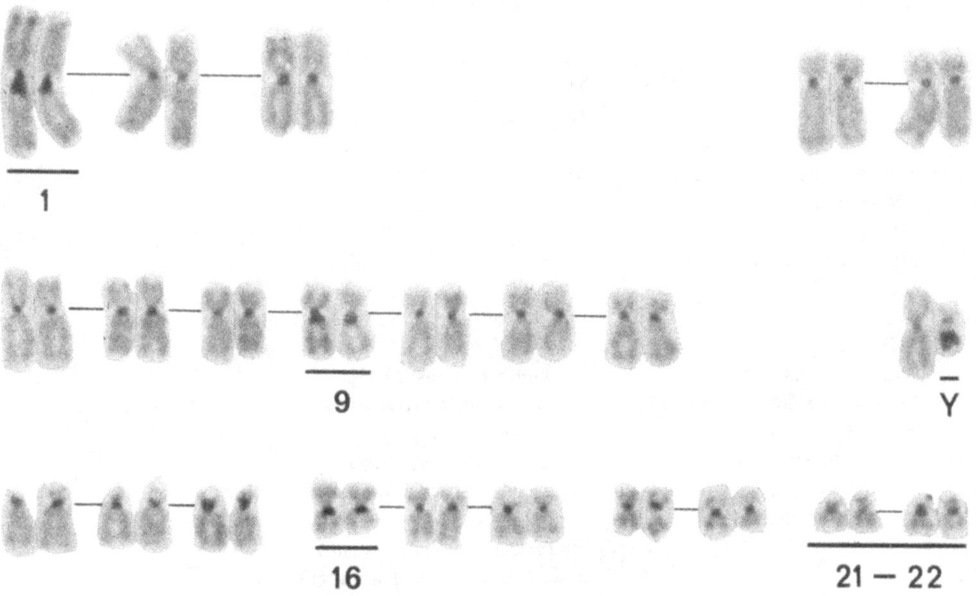

Abb. 15 C-Banding. Die nach dieser Methode identifizierbaren Chromosomen sind ausgewiesen (Praep. u. Aufn. ZERNAHLE)

Tab. 2 Mögliche pränatale Diagnosen für genetisch bedingte Stoffwechselkrankheiten

Krankheit	*Metabolischer Defekt*
Adrenogenitales Syndrom	C11- oder C21-Steroid-Hydroxylase-Mangel
Ahornsirupkrankheit	Decarboxylase-Mangel für verzweigtkettige Ketosäuren
Arginin-Succin-Azidurie	Argininosuccinase-Mangel
Citrullinaemie	Aktivitätsminderung der Argininbernsteinsäure-Synthetase
Cystathionurie	Verminderung der Cystathioninase-Aktivität
Cystinose	Abbaustörung von Cystin
Fabry-Syndrom	Ceramidtrihexosidase-Mangel
Fucosidose	α-Fucosidase-Mangel
Galaktokinase-Mangel	Mangel an Galaktokinase
Galaktosaemie	Galaktose-1-Phosphat-Uridyltransferase-Mangel
Gangliosidose Typ I u. II	β-Galaktosidasen (A, B, C)-Mangel
Gaucher-Syndrom	Glukocerebrosidase-Mangel
Glykogenose Typ II (M. Pompe)	Mangel an lysosomaler α-1,4-Glukosidase
GM2-Gangliosidose (M. Tay-Sachs)	Hexosaminidase A-Mangel
Krabbe-Syndrom	Galaktocerebrosid-β-Galaktosidase-Mangel
Lesch-Nyhan-Syndrom	Hypoxanthin-Guanin-Phosphoribosyltransferase-Mangel
Metachromatische Leukodystrophie	Arylsulfatase A-Mangel
Methylmalonazidurie	Methylmalon-Co A-Mutase-Mangel
Mucopolysaccharidose I (Hurler)	Fehlen der α-L-Iduronidase
Mucopolysaccharidose II (Hunter)	α-L-Iduronsäure-2-Sulfatase-Mangel
Niemann-Pick-Syndrom	Sphingomyelinase-Mangel
Plazentalsulfatase-Mangel	Mangel an Plazentalsulfatase
Propionazidämie	Glycinoxidase-Mangel
Sanfilippo-Syndrom Typ A	Heparin-Sulfatase-Mangel
Sanfilippo-Syndrom Typ B	N-Acetyl-α-Glucosaminidase-Mangel
Sichelzellenanaemie	Synthese von Haemoglobin S
α-Thalassaemie β-Thalassaemie	Quantitative Verminderung der α- bzw. β-Ketten des Haemoglobins bei normaler Struktur
Wolman-Syndrom	Fehlen von saurer Lipase
Xeroderma pigmentosum	UV-Endonuclease-Mangel

Entscheidend für die Analyse ist, daß der biochemische Defekt, der beim Feten erkannt oder ausgeschlossen werden soll, bekannt ist. Es muß der pränatalen biochemischen Diagnostik deshalb eine umfassende biochemische Analyse der betroffenen Familienangehörigen vorausgehen.

Bislang ist die Methylmalonazidurie (eine angeborene Aminosäurestoffwechselstörung) die einzige Krankheit, die pränatal direkt aus dem Fruchtwasserüberstand diagnostiziert werden kann. Alle anderen Analysen bedürfen zunächst einer Kultivierung der im Fruchtwasser enthaltenen vitalen Amnionzellen. Die biochemische Diagnostik nimmt deshalb meist eine längere Zeit in Anspruch, und eine möglichst frühe Amniozentese ist anzustreben (vgl. GALJAARD 1978).

Bei einigen genetischen Stoffwechselstörungen kann der Defekt durch Autoradiographie kultivierter Zellen nachgewiesen werden. Seit 3 Jahren ist auch pränatal eine HLA-Typisierung möglich; dadurch ist z. B. die kongenitale Nebennierenhyperplasie (eine autosomal rezessiv vererbte Störung aufgrund eines 21-Hydroxylase-Defizits) diagnostizierbar (vgl. POLLACK u. a. 1979).

Schließlich muß erwähnt werden, daß die Bestimmung der AFP-Konzentration im Fruchtwasser den bisher größten Fortschritt in der Diagnostik der neuralen Dysraphien gebracht hat (vgl. Abb. 16).

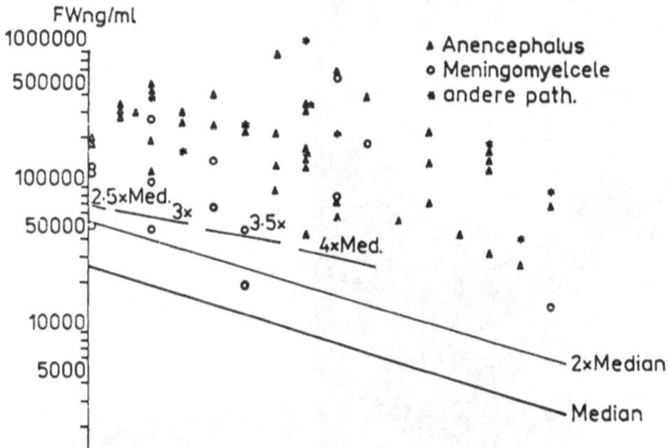

Abb. 16 AFP-Konzentration im Fruchtwasser (nach FUHRMANN u. VOGEL 1982). Die angegebenen Werte des 2,5, 3, 3,5 und 4fachen Medians der normalen Schwangerschaften entsprechen empfohlenen Grenzwerten

Insgesamt läßt sich feststellen, daß mit der Fruchtwasser-Diagnostik die Geburt eines gesunden Kindes zwar nicht garantiert werden kann, die weitere Verbesserung dieser Methode wird aber mit dem Screening größerer Bevölkerungsgruppen von Neugeborenen und Schwangeren in Zusammenhang mit besseren Methoden der Erfassung von Heterozygoten zu verbesserten Präventionsmaßnahmen angeborener Krankheiten führen.

4.2. Fetoskopie

Die Besichtigung des Feten als hochspezialisierte Untersuchungsmethode birgt heute noch ein 5—10 mal höheres Risiko in sich, eine Fehlgeburt auszulösen, als die übliche Amniozentese zur Fruchtwassergewinnung. Sie ist zur Diagnose oder zum Ausschluß von äußerlich erkennbaren Fehlbildungen geeignet, wegen der z. Z. noch geringen Größe des Blickfeldes aber in ihren Einsatzmöglichkeiten begrenzt.

Allerdings erlaubt heute mit verbesserter apparativer Ausrüstung die Fetoskopie zusätzlich die Entnahme von fetalem Blut zur biochemischen, immunologischen oder auch zytodiagnostischen Analyse. Fetales Blut kann so zur Diagnose von Haemoglobinopathien, der β-Thalassaemie oder auch der Haemophilie, im Notfall auch zur Lymphozytenkultur, genutzt werden (Abb. 17).

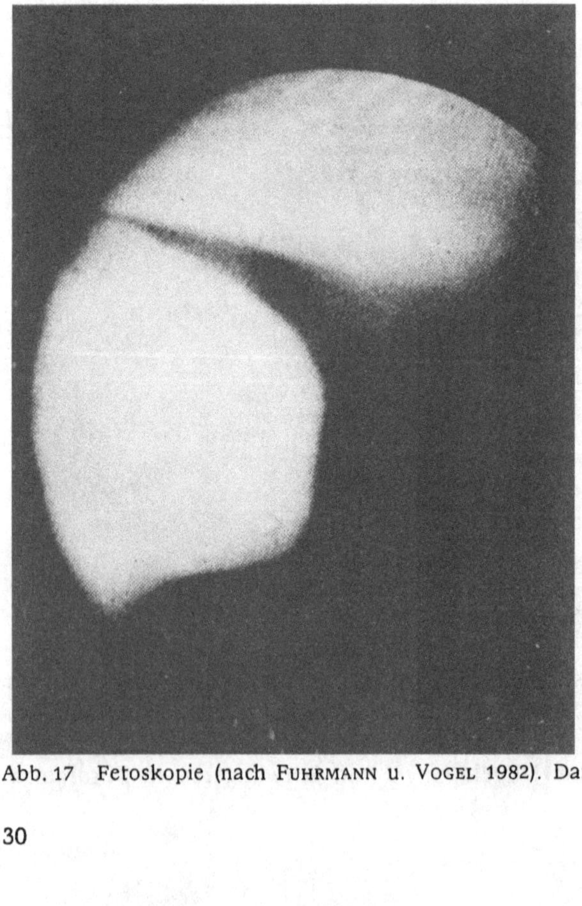

Abb. 17 Fetoskopie (nach FUHRMANN u. VOGEL 1982). Darstellung der Mundpartie

Auch die Biopsie von Hautproben ist heute fetoskopisch möglich und wird z. B. zur Erkennung einer Ichthyosis congenita oder Epidermolysis bullosa congenita eingesetzt.

5. Kopplungsanalysen von Erbleiden durch pränatale Diagnosen

Eine Erweiterung des pränatalen Diagnosespektrums bahnt sich mit folgenden Überlegungen an. Für dominante (im Prinzip auch für rezessive) Leiden gibt es Nachweismöglichkeiten, wenn das defekte Gen mit einem zweiten Merkmal gekoppelt vererbt wird, das an Fruchtwasserzellen nachweisbar ist und in menschlichen Populationen in verschiedenen polymorphen Zustandsformen vorliegt. Wenn für den kranken Elternteil aus der Familienanamnese gesichert werden kann, mit welcher Zustandsform des polymorphen Merkmals das defekte Gen gekoppelt ist und der andere Elternteil diesen Polymorphismus nicht aufweist, ist eine PD möglich. Ein falsches Ergebnis wird eintreten, wenn auf Grund eines Crossovers die Kopplung aufgehoben wird. Der *Nachteil* dieser Methode ist ferner, daß noch nicht genügend polymorphe Merkmale und ihre Kopplungsbeziehungen zur Verfügung stehen. Der *Vorteil* dieses Modells besteht darin, daß es keine Rolle spielt, ob der zugrundeliegende Defekt und der Zeitpunkt sowie Art und Weise seiner klinischen Manifestation bekannt sind (vgl. SPERLING 1982).

Eine *Kopplungsanalyse mittels zytogenetischer Merkmale* bietet sich für eine PD in solchen Fällen an, bei denen auffällige Chromosomenmarker auszumachen sind. Mit Hilfe differentieller Färbetechniken können heute mehr als 20 verschiedene chromosomale Polymorphismen unterschieden werden (vgl. Abb. 18), die insbesondere die Größe, Lage und Anfärbbarkeit bestimmter heterochromatischer Abschnitte betreffen (vgl. ZERNAHLE 1981).

Eine *Kopplungsanalyse mittels biochemischer Merkmale* ist ebenso leicht möglich, wenn es sich um X-gebundenen Erbgang handelt (z. B. enge Kopplung des Gens für Haemophilie A und des Gens für Glukose-6-Phosphat-Dehydrogenase). Ungleich schwieriger werden solche Kopplungsanalysen bei autosomalen Erbgängen. Die Mehrzahl der bislang mehr als 30 bekannten Enzympolymorphismen spielt wegen der geringen Allelfrequenz (die Frequenz des häufigsten ist kleiner als 0,99; vgl. HARRIS 1980) praktisch keine Rolle.

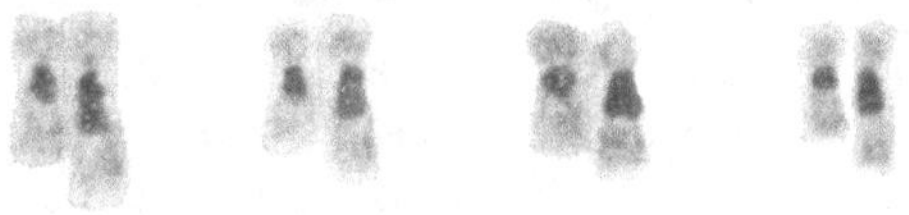

Abb. 18 Duplikation der h-Region im Chromosom 9. 46,XY,9qh+(CBG). (Praep. u. Aufn. ZERNAHLE 1981)

Da jedoch bei der dominanten autosomalen myotonen Dystrophie eine Kopplung dieses Gens (Dm) mit dem Sekretorlocus (Se) besteht, erlaubt die heute mögliche Typisierung des fetalen Sekretorstatus aus der Amnionflüssigkeit nach Amniozentese (vgl. KEIL u. a. 1982) oder direkt aus fetalem Blut die Überwachung einer Risikoschwangerschaft. Auch Kopplungen mit den ABO(H)-Genen könnten in gewisser Weise Aufklärung für belastete Familien geben. Allerdings ist die Crossover-Rate mit etwa 10% und damit eine Fehldiagnose relativ hoch.

Eine *Kopplungsanalyse mittels molekularer Marker* geht auf die Entdeckung spezifischer Restriktionsendonukleasen und damit auf DNA-Sequenz-Polymorphismen zurück. Da heute in verschiedenen Laboratorien erfolgreich versucht wird, DNA-Segmente einzelner menschlicher Chromosomen zu isolieren und über Phagen- oder Plasmidvektoren zu klonieren, um sie zur Aufstellung von Chromosomenkarten zu benutzen, wird der nächste Schritt darin bestehen, bestimmte familienanamnestisch erhobene Erbleiden definierter DNA-Sequenz-Polymorphismen zuzuordnen. Im Falle der Sichelzellenanaemie ist das schon gelungen (vgl. SPERLING 1982).

Die Vorteile derartiger pränataler Diagnosen monogener Defekte durch Kopplungsanalysen liegen in ihrer großen Anwendungsbreite, in ihrer diagnostischen Zuverlässigkeit und in der Geschwindigkeit des Nachweises bei molekularen Markern, da in diesen Fällen die Fruchtwasserzellen nicht kultiviert werden müssen.

6. Epilog

Mehr als 4% aller Neugeborenen weisen ganz oder teilweise erblich bedingte Störungen auf, d. h. daß bei ca. 200 000 Neugeborenen/Jahr bei uns mit etwa 8000 betroffenen Kindern zu rechnen ist.

Die Sorge um gesunde Kinder und das vermehrte Wissen um humangenetische Zusammenhänge in der Bevölkerung führt immer mehr verantwortungsbewußte junge Ehepaare mit dem Wunsch um entsprechende Beratung zu ihrem Arzt und zu den eingerichteten Beratungsstellen. Bei ihrer Bitte um Hilfe bei der Familienplanung konnte den Ratsuchenden bis vor kurzem lediglich das statistische Risiko genannt werden. Die neuen Methoden der PD erlauben jetzt jedoch in speziellen genetischen Situationen eine detaillierte Voraussage.

Zweifellos wirft die PD eine Reihe von ethischen Fragen auf. Mit Eugenik hat sie nichts zu tun, denn das Erbgut einer Population wird ja hier langfristig nicht verbessert und ist auch nicht das Ziel (vgl. FREYE 1972 a, 1978, MOSER 1980). Die Vorstellung, durch die genetische Beratung und die evtl. einzusetzende PD könnten die immer noch niedrigen Geburtsziffern gedrückt werden, ist falsch.

Wichtigstes Ergebnis der PD ist vielmehr, daß gerade in der Folge der vorgeburtlichen Untersuchungen viele Schwangerschaften erhalten bleiben und ausgetragen werden. Diese Zahlen überwiegen bei weitem die Zahlen der wegen nachgewiesener Störungen des Feten abgebrochenen Graviditäten.

Gerade die gesicherten Ergebnisse einer PD räumen die Angst vor einer Entwicklungsstörung bei den Patientinnen und ihren Familien aus. Das ist eine überzeugende Rechtfertigung der PD, die das wissenschaftliche Ergebnis einer Kollektivleistung von Gynäkologen, Biochemikern, Biologen und Humangenetikern ist.

Literatur

BACH, H. und R. HAUSCHILD: Humangenetische Beratung. Probleme – Methoden – Perspektiven. Wissenschaft u. Fortschritt **29**, 9, S. 352–356 (1979).

EPSTEIN, C. J. and M. S. GOLBUS: Praenatal Diagnosis of Genetic Diseases. American Scientist **65**, 6, S. 703–711 (1977).

FREYE, H.-A.: Notwendigkeiten und Möglichkeiten einer Eugenik im Lichte moderner Humangenetik. In: Philosophische und ethische Probleme der modernen Genetik (herausg. von E. GEISSLER u. H. LEY). Kühlungsborner Kolloquium. S. 52–62. Akademie-Verlag, Berlin 1972 a.

FREYE, H.-A.: Erkenntnisse und Aufgaben der modernen Humangenetik. Wissenschaft u. Fortschritt **22**, 7, S. 302–307 (1972 b).

FREYE, H.-A.: Genetik als Brückenwissenschaft. Wiss. Beiträge der MLU 1972/6 (A 13), S. 140–143, 1973 a.

FREYE, H.-A.: Die gestörte chromosomale Balance und ihre phänotypischen Folgen. In: Zytobiologie, Zytopathologie, Zytodiagnostik, S. 96–99. Ergebnisse der exp. Medizin **13**, Verlag Volk und Gesundheit, Berlin 1973 b.

FREYE, H.-A.: Stichwort: Eugenik. In: Philosophie und Naturwissenschaften. Wörterbuch zu den philosophischen Fragen der Naturwissenschaften (herausg. von H. HÖRZ, R. LÖTHER u. S. WOLLGAST) Dietz-Verlag, Berlin 1978.

FREYE, H.-A.: Grundlagen und Möglichkeiten einer modernen klinischen Genetik. Z. ges. Inn. Med. **34**, 3, S. 10–17 (1979).

FREYE, H.-A.: Humangenetik. Grundlagen, Entwicklungsanalyse, Anwendungsmöglichkeit. Wiss. Beiträge der Martin-Luther-Universität R 20, 11, 13 S., 1980.

FREYE, H.-A.: Humangenetik. Eine Einführung in die Erblehre des Menschen. 3. bearbeitete u. ergänzte Auflage. Verlag Volk u. Gesundheit, Berlin 1981.

FREYE, H.-A.: Diagnose im Mutterleib. Wissenschaft u. Fortschritt **32**, 12, S. 457–461 (1982).

FUCHS, F.: Diagnose von Erbkrankheiten beim Ungeborenen. Spektrum der Wissenschaft 8/1980, S. 62–71 (1980).

FUHRMANN, W. und F. VOGEL: Genetische Familienberatung. 3. Aufl. Springer-Verlag, Berlin-Heidelberg-New York 1982.

GALJAARD, H.: Pränatale Diagnose genetisch bedingter Stoffwechselerkrankungen. In: MURKEN, J.-D. u. Sabine STENGEL-RUTKOWSKI, 1978.

HANSMANN, M.: Ultraschall in der pränatalen Diagnostik. In: MURKEN, J.-D. u. Sabine STENGEL-RUTKOWSKI, 1978.

HARRIS, H.: The principles of biochemical genetics. North-Holland-Verlag, Amsterdam 1980.

HARZER, K.: Pränataldiagnostik erblicher Stoffwechselkrankheiten. Monatskurse für die ärztliche Fortbildung **30**, S. 102–106 (1980).

KAISER, P. und R. BUCHHOLZ: Die pränatale Diagnostik und ihre Bedeutung für die innere Medizin. Der Internist **19**, 8, S. 452–457 (1978).

KEIL, W., Sabine SKÖRIES, Barbara KAISER und P. PRENZLAU: Die Bestimmung des fetalen Sekretor-Status aus der Amnionflüssigkeit – Beitrag zur Zuverlässigkeit der pränatalen Diagnostik der Dystrophia myotonica. Dt. Gesundh.-Wesen **37**, 22, S. 995–998 (1982).

KÖRNER, Hannelore: Pränatale Diagnostik genetischer Störungen. Medizin aktuell **5**, 3, S. 116–118 (1979).

KRAUSE, W. (Herausg.): Computerdiagnostik in der Geburtsmedizin (1. Symposium). Wiss. Beitr. Fr.-Schiller-Universität Jena 1978.

KRAUSE, W. (Herausg.): Computerdiagnostik in der Geburtsmedizin (2. Symposium). Wiss. Beitr. Fr.-Schiller-Universität Jena 1981.

LOEWIT, K., H.-G. KRAFT und W. BRABEC: Zur Geschlechtsbestimmung des Fetus aus dem Speichel der Mutter. Wiener klinische Wochenschrift **94**, S. 223–226 (1982).

METZKE, H. und H.-A. FREYE: Humangenetische Beratung. In: Prophylaxe im industriellen Ballungsgebiet Halle. Herausg. von K. MAGYAR, Halle 1979.

MOSER, H.: Genetische Beratung und Familienplanung. Verlag Hans Huber, Bern-Stuttgart-Wien 1980.

MURKEN, J.-D. und Sabine STENGEL-RUTKOWSKI (Herausg.): Pränatale Diagnostik. Enke Verlag, Stuttgart 1978.

MURKEN, J.-D., Sabine STENGEL-RUTKOWSKI und E. SCHWINGER (Edit.): Prenatal Diagnosis. Proceedings of the 3rd European Conference on Prenatal Diagnosis of Genetic Disorders Enke Publishers, Stuttgart 1979.

POLLACK, M. S. u. a.: Prenatal Diagnosis of Congenital Adressal Hyperplasia by HLA Typing. Lanced I Nr. 8126, S. 1107–1108 (1979).

ROSENKRANZ, W. und H. ZIERLER: Ergebnisse und Erfahrungen bei der pränatalen Diagnose. Wiener klinische Wochenschrift **94**, S. 213–217 (1982).

SEPPÄLÄ, M., P. AULA, J. RAPOLA und O. KARJALAINEN: Prenatal Diagnosis of Congenital Nephrosis. In: MURKEN, J.-D., Sabine STENGEL-RUTKOWSKI u. E. SCHWINGER (Herausg.). Prenatal Diagnosis, 1979.

SPERLING, K.: Pränatale Diagnose von Erbleiden durch Koppelungsanalysen. Wiener klinische Wochenschrift **94**, 8, S. 199–204 (1982).

STEINBICKER, V., H. BACH, H.-A. FREYE, Regine WITKOWSKI, W. GÖHLER und J. SCHÖNEICH: Inhalt und technisch-organisatorischer Aufbau des humangenetischen Beratungsdienstes in der DDR. Dt. Gesundh. Wesen **32**, 4, S. 179–181 (1977).

WEISE, W. und G. HEMKE: Pränatale Diagnostik genetischer Defekte. Medizin aktuell **8**, 8, S. 376–377 (1982).

WITKOWSKI, Regine, G. FABER, HANNELORE KÖRNER und Ute ZIEGER: Für die medizinische Genetik wichtige Untersuchungsmethoden. 4. Mitteilung: Pränatale Diagnostik von Chromosomenanomalien. Dt. Gesundh.-Wesen **31**, 8, S. 337–340 (1976).

ZERNAHLE, K.: Der Chromosomenpolymorphismus des Menschen auf der Grundlage der C-Banden-Variabilität. Prom. B-Arbeit an der MLU Halle-Wittenberg, 1981.

ZERNAHLE, K. und H.-A. FREYE: Bedeutung der Chromosomenanalyse in der Humangenetik Tag.-Ber., Akad. Landwirtsch.-Wiss. DDR, Berlin **164**, S. 35 bis 51 (1978).

Helmut Kraatz

Schlußwort

Sehr geehrter Herr Präsident,
sehr geehrter Herr Sekretar der Klasse Medizin,
lieber Herr Lau als Vorsitzender der Gesellschaft für Geburtshilfe und Gynäkologie in Berlin, Potsdam und Frankfurt/O.
Sie sind die Einladenden zu diesem Festkolloquium.

Erlauben Sie mir mit der Nennung Ihrer Namen alle Teilnehmer und Gäste dieser Veranstaltung zu begrüßen, ohne deren Rang, Titel und Arbeitskreis im einzelnen aufzuführen. Es fördert den Zusammenhalt und bestimmt die Atmosphäre einer solchen Veranstaltung, wenn man sich des Vertrauens jedes einzelnen, des Freundschafts- und Kollegialitätsverhältnisses sicher weiß und nicht zwischen Amt und Würde zu differenzieren braucht. Ich bediene mich der Methode eines Geburtshelfers, der sich in der Stunde der Geburt des Kindes außer der Prüfung seiner körperlichen Verfassung zwar auch der gesellschaftlichen Fürsorge für das Neugeborene bewußt sein muß

„Denn nicht allein das Angeborene,
sondern auch das Erworbene
ist der Mensch" (Goethe)

im übrigen aber – wie es da „nackt und bloß" vor ihm liegt – nur feststellen kann: Das ist ein Knabe, das ist ein Mädchen. Wenn sie mir diese Form bewußter, also absichtlicher Auflockerung einer Schlußansprache nicht übelnehmen, spreche ich Sie alle in der üblichen Form an und sage einfach:

Meine Damen und Herren!

Es ist mir verboten – mit Recht, möchte ich betonen – eine lange Rede zu halten, aus gesundheitlichen, aber auch zeitlich limitierten Grenzen der Veranstaltung.

Aber ich würde mir sehr schlecht vorkommen, wenn ich Sie ohne ein Wort des Dankes entließe. Lassen Sie mich das, was ich zu sagen habe, an einige Sentenzen knüpfen. Die erste stammt von Goethe:

„Was die letzte Hand tun kann, muß die erste schon
entschieden ansprechen.
Hier muß schon bestimmt sein, was getan werden soll."

Ich danke meinen Eltern und Großeltern, meinen Schulfreunden und Lehrern, daß sie mich in humanistischem Geist, zur Achtung vor und zur Liebe zu den Menschen erzogen haben, daß sie mir damit den Start in mein berufliches Leben erleichtert haben, daß sie der Goethe'schen Maxime gefolgt sind und nicht durch Zwang, sondern mit locker gehaltenem Zügel meine ersten Schritte und die darauffolgenden überwacht haben. Sie, Herr Kollege Wachs, der Sie das fünfte Glied einer ärztlichen Generationskette in meiner Heimatstadt sind, werden es mir bestätigen: Die Genannten alle und damit ich haben gewußt, wo ich die erste Hand anlegen mußte, damit ich später mit der anderen Hand richtig zupacken konnte, – und wenn es mir vergönnt sein sollte, noch zupacken will, solange brauchbares Leben in mir ist.

Ich danke meiner zu früh verstorbenen Frau für alle Hilfe, die sie mir in meinem persönlichen und beruflichen Leben gegeben hat. Ich weiß, daß ich ohne sie nicht alles hätte erreichen, was gelungen – nicht alles hätte überwinden können, was mir mißlungen ist.

Ich danke der Familie Dr. Brunk, allen Freunden und allen Schülern um mich herum, die mir nach dem Tod meiner Frau Hilfe und Unterstützung haben zukommen lassen.

Die zweite Maxime stammt auch von Goethe. Sie lautet:

„Mit den Jahren steigern sich die Prüfungen."

Wer wüßte das besser als ich, der ich durch harte berufliche, persönliche Sorgen, politische und auch krankheitsbedingte Kämpfe gegangen bin. Ich danke meinen beruflichen, gesellschaftlichen Lehrern, Mitarbeitern, ärztlichen Helfern und studentischen Jugendfreunden, daß sie mich auf dem rechten Wege der Pflichterfüllung, der Disziplin und Entschlußfreudigkeit hielten und gelegentlich aufkommenden Zweifeln, ob ich bei teilweise berufsbedingten Erkrankungen überhaupt durchhalten könnte, mit der lobenswerten Einsicht begegneten: Laß ihm seine Vorstellungen. Er wird schon wissen, was er will.

Was ich wollte, habe ich in jeder Semesteranfangsvorlesung meinen Studenten gesagt. Ich bezog mich dabei auf meine Vorgänger und versuchte fortzusetzen, was ich aus der Tradition entwickelnd für die Zukunft für notwendig hielt. Es ist bekannt, ich habe es veröffentlicht und mich mehrfach darauf bezogen.

Nämlich die Erkenntnis, daß Wissen – Macht, Können – Großmacht, Logisches Denken – sprich Forschung – Übermacht ist, und daß gesellschaftlicher Fortschritt die Basis für den Erfolg jedes dieser Teile ist.

Ich habe diese Forderungen zunächst natürlich für den Arzt erhoben, stets aber dabei auch an die Entwicklung der Gesamtpersönlichkeit gedacht und ich bin glücklich, diese meine Vorstellung in den Akademien, denen ich angehöre, in den Gesellschaften und im Kulturbund verwirklicht zu sehen und

– wenn Sie mir diese Formulierung nicht als Eigenlob auslegen – als echte Reflektion im Sinne des „Nehmens und Gebens" zu verwirklichen gesucht.

Ich bin Ihnen, Herr Baumann, deshalb für die Anregung, Ihnen Herr Lau für die Zustimmung und Ihnen, verehrte Frau Schorler für die Ausführung der Idee, die Festsitzung musikalisch zu umrahmen, sehr dankbar. Sie, Frau Schorler, haben mich mit der Introduktion durch eine Beethoven-Sonate in die Welt meiner Kindheit zurückversetzt und die Zeit in die Erinnerung zurückgerufen, in der ich nach Absolvierung der Zserny'schen Klavierschule mich zum ersten Mal, wenigstens technisch, an die Beethovenschen Sonaten heranwagen durfte. Und Sie haben, soweit ich durch Herrn Prof. Baumann orientiert bin, vor, zum Schluß eine Rhapsodie von Brahms vorzutragen. Ich liebe besonders diejenigen Kompositionen von Brahms, die aus dem Spannungsfeld unerfüllter Liebe und Sehnsucht erwachsen sind. Es ist manchmal so im Leben, daß das, was dem einen Last ist, dem anderen Freude bringt. Man muß also auch aus dem Schmerz zu lernen versuchen.

Ich liebe an Brahms die Bindung an Billroth und umgekehrt die Bindung des Chirurgen an den Musiker, weil sich hierin ausdrückt, daß wir über die Grenzen ärztlicher Pflicht über manche Not und Sorge im Beruf durch die Musik Entspannung finden und auch umgekehrt der Künstler das, was er darstellt, aus dem wirklichen Leben schöpfen und damit für das Leben wirksam werden lassen kann. Beide sind in diesem Sinne Ärzte, der eine mehr auf somatischem, der andere mehr auf emotionalem Gebiet. Mit Herrn Professor Pischner, dem Intendanten der Staatsoper und Präsidenten des Kulturbundes habe ich mich oft darüber unterhalten. Und ich habe eine besondere Beziehung zu Brahms, weil seine letztlich unerwiderte Liebe jener Agathe von Siebold galt, die die Tochter des ersten Direktors der Berliner Universitäts-Frauenklinik war.

Ja – und dann liebe ich Brahms, weil er im Gegensatz zur dominant ernsten und schwerblütigen Musik auch aufmunternd fröhliche Musik schreiben konnte, wie z. B. die akademische Festouvertüre, in der Jugendlust und Fröhlichkeit auf der einen Seite, Bindung und Achtung der Studenten an ihre Lehrer auf der anderen Seite zum Ausdruck kommen. Ich meine den triumphalen Schluß. Jenes „Gaudeamus igitur" auf der einen wie jenes „Vivant Professores" auf der anderen Seite.

Wenn ich mich bei Ihnen, Herr Freye, absichtlich am Schluß für den ausgezeichneten Festvortrag bedanke, so hat das seine Gründe. Es bewegen mich zwei Überlegungen: Ich empfinde Sie als Sendboten einer Hochschule, die meine Heimat-Universität ist, an der ich seit 1924 studiert habe und an der man mir 1949 mein erstes Ordinariat und später das Dekanat anvertraute. Es war eine glückliche Zeit für mich und meine Frau. Ich denke gern daran zurück, nicht zuletzt auch an die Menschen, die um uns waren. Ich bitte sie alle, soweit sie noch leben, zu grüßen.

Zum anderen bewegt mich der Inhalt Ihrer Ausführungen. Die genetischen

Probleme und ihre Lösung sind wie die Immunologie eine der Hauptstraßen auf dem Weg in die Zukunft moderner Medizin. Ihr Bau ist schwierig und birgt viele Gefahren. Was mein Fachgebiet anlangt, so hat die pränatale Diagnostik sicher ihre Erfolge, – was die Therapie anlangt z. Z. außer der Konsequenz der Interruptio bei genetischen Defekten keine – und was die Forschung anlangt, so führt sie – nehmen Sie mir die Formulierung nicht übel – an die Grenzen fördernder Erkenntnis und zulässiger Manipulation. Vor Fehlern schützt hier nur Gewissen und Selbstdisziplin. Das sind Grundrichtungen ärztlichen Denkens und Handelns, die in jegliche prognostische Arbeit einfließen müssen.

Ich bin nicht mehr jung genug, mich in spezielle Diskussionen einzulassen. Sie sind und waren auch nicht beabsichtigt. Ich könnte nur aus der Sicht eines Emeritus etwas Allgemeines über Ansichten und Aufgaben der Zukunft sagen und die Rolle, die dabei der Emeritus als Brücke zwischen einer gesunden und achtbaren Tradition auf der einen Seite und einer fortschrittlich sich entwickelnden Zukunft zu spielen hat. Diese Gedanken liegen im Konzept vor. Ich werde sie mit Herrn Dr. Boschan, gestützt auf seine statistischen Angaben, veröffentlichen. Hier und heute ist es zu umfangreich, würde Ihre Geduld ungebührlich in Anspruch nehmen und mich in die unangenehme Lage bringen, dem Gebot meiner Ärzte nicht zu gehorchen.

Damit komme ich noch einmal auf Sie, verehrter Herr Baumann, als den mir kollegial verbundenen Nachfolger im Amt des Sekretars der Klasse und auf Sie, lieber Herr Lau als Vorsitzender der Berliner Gesellschaft einschließlich der Bezirke Potsdam und Frankfurt/Oder und als meinen mir unmittelbar verbundenen Schüler und Angehörigen der Universitäts-Frauenklinik Berlin zurück.

Sie beide haben in Ihren Laudationes – auch wenn sie absichtlich auf meine Arbeit in der Klasse und in der Gesellschaft begrenzt waren – jede negative Kritik vermieden; Sie haben, was meine Schüler anlangt, verschwiegen, wie oft Sie über mich geschimpft haben, und dafür soviel Superlative des Lobes verwandt, daß es mir – entschuldigen Sie bitte die aus der jüngsten Vergangenheit geborene Formulierung – den Atem verschlagen hat und ich mich unter das Sauerstoffzelt notwendiger Reammation, realer Fakten und Selbstkritik zurückziehen mußte. Dennoch haben Sie mich tief bewegt und glücklich gemacht, weil ich mich von Ihnen und vor der Welt, in der ich lebe, verstanden fühlen darf. Sie haben damit die Bitte meiner Mutter erfüllt, die unter meiner Geburt außer dem Wunsch, ich möchte gesund sein, nur von dem einen Gedanken beherrscht war, ich möchte einmal ein nützliches Glied der menschlichen Gemeinschaft werden.

Lassen Sie mich zum Schluß auf ein Bekenntnis kommen, das den Dank an alle mir wohlgesinnten Menschen und Institutionen beinhaltet, denen anzugehören mir eine große Freude und Ehre ist. In der Einsamkeit meines Krankenzimmers hat mir ein Fernsehfilm über die Wartburg als geschichtliche Mahn- und Gedenkstätte meinen eigenen und von mir aus auch für andere richtigen Lebensweg vor Augen geführt. Der Regisseur hatte die Geschichte der Wartburg an drei historische Erlebnisse gebunden:

1. an Luther als den Reformator in allgemein gesellschaftlichem Sinne. Engels hat von ihm gesagt, daß er ein Riese an Denkkraft, Leidenschaft und Charakter und Vielseitigkeit und Gelehrsamkeit und ein Mann von hohem musikgeschichtlichem Rang gewesen sei und die Marseillaise des 16. Jahrhunderts gedichtet und komponiert habe. Bitte verstehen Sie mich nicht falsch. Weit entfernt ein solches Ziel je zu erreichen, weit entfernt auch nur an die Möglichkeit seiner Verwirklichung zu denken, habe ich versucht in seiner Person die Universalität seiner Bildung und Wirkung als Prinzip zu erkennen und ihn darin als Vorbild zu nehmen, wie es jeder Hochschullehrer gleich welchen Gebietes auch tun sollte. Noch einmal, damit Sie mich nicht falsch verstehen: Mir ging es bei dem Appell an das Vermächtnis des großen Sohnes meiner Vaterstadt nicht um die theologischen Probleme, mir ging es in der letzten Konsequenz um weit mehr.

Ich versuche es zu verdeutlichen, indem ich Ihnen von einem Gespräch mit dem Kultusminister von Nikaragua Ernesto Cardinal berichte. Ich war aufgerufen, ihn im Club der Kulturschaffenden zu begrüßen und die Diskussion mit ihm zu leiten. Auf die Frage eines Gastes der Veranstaltung, wie er es denn mit seinem Gewissen vereinbaren könnte gleichzeitig Kommunist und katholischer Priester, Poet und Minister zu sein, antwortete er mit einem Satz: Weil ich die Menschen liebe.

Mir ging es bei der Reform um eine solche der Menschenliebe in gesellschaftlich-politischem Sinn – ich denke dabei auch an den Kampf um den Frieden – und in engerem Sinn unseres Berufes um die Abkehr von einer allzu stark strapazierten Perfektion der technischen Bereiche und Hinwendung zur humanitären Bindung an den Menschen, besonders auch an die Jugend, als dem Pfadfinder für die Zukunft.

2. hatten der Dramaturg und Regisseur des Fernsehfilms an den politisch-gesellschaftlichen Aufbruch der Burschenschaften beim Wartburgfest 18. Oktober 1817 gedacht. Ihre Parolen und deren Inhalt haben meine gesellschaftliche Entwicklung in meiner Jugend- und Studentenzeit bestimmt. Ich bin auch heute noch dankbar dafür. Schließlich habe ich zwei Weltkriege und zwei Revolutionen erlebt und mich bemüht durch alle Stürme der Zeit einen geraden Weg zu gehen. Das Wartburgfest war ein Höhepunkt bürgerlicher Oppositionsbewegung. Man muß solche revolutionären Ideen auch aus den Bedingungen und den Voraussetzungen ihrer Zeit verstehen.

3. hat der Autor des Fernsehfilms an die Konzeption der Tannhäusersage erinnert, die Richard Wagner dort auf der Wartburg faßte und zur Komposition seiner Oper gleichen Namens anregte. Sie ist für mich Anlaß zum Nachdenken aus zwei Gründen: erstens aus der Überzeugung, daß Musik und Medizin, überhaupt Kunst und Medizin im Sinne der Allgemeinbildung

ein enges Bündnis eingehen sollten und zweitens aus dem Wissen, daß Richard Wagner, als einer der eindrucksvollsten musikalischen Repräsentanten des 19. Jahrhunderts, die Erlösungsidee und -problematik nach Ansicht der Musikwissenschaftler zwar im Sinne der Todessymbolik aufgefaßt hat, ich sie aber im ärztlich-humanistischen Sinn auch als Symbol der Heilung und Gesundung aufgefaßt wissen will.

Deshalb und aus vielen anderen persönlichen Gründen, bekenne ich mich zum Bündnis zwischen Medizin und Kultur.

Meine Damen und Herren!

Bei Ihnen liegt das Urteil, wieviel ich von meinen Vorstellungen und Imperativen im Bereich der Klasse und Gesellschaft verwirklichen konnte, bei mir, wenn Sie mir den Erfolg bestätigen, die Verpflichtung, allen denen zu danken, die mir geholfen haben.

Ich schließe mit einem Bekenntnis, das Fontane einmal ausgesprochen hat:

„Alles Alte, soweit es Anspruch darauf hat,
sollen wir lieben, aber für das Neue sollen
wir recht eigentlich leben."

Ich habe mich bemüht, es zu tun. Sie haben mich dabei unterstützt. Ich danke Ihnen fürs Zuhören, ich danke Ihnen für Ihre Hilfe.

ISSN 0138–3956

FSC
www.fsc.org
MIX
Papier | Fördert
gute Waldnutzung
FSC® C083411

Kolibri 360 GmbH
Ferdinand-Jühlke-Straße 7
99095 Erfurt, Deutschland
produktsicherheit@kolibri360.de